高血圧を予防する

減塩なのに おいしいレシピ

監修：氏家 弘／料理：川上 文代

マイナビ

はじめに

人間の身体の主成分は水ですが、それは真水ではなく電解質を溶かした、いわゆる海水に近いもの。これが全体重の60%を占めています。また、身体内の細胞内にはカリウムが、細胞外には海水の成分と同じようにナトリウムとクロールといった塩分が豊富に含まれています。

身体の水分を調節している血液によって、血液中の電解質の濃度が厳重に一定になるように調節されているのです。ですがナトリウムを積極的に排出することは難しく、多くは汗から放出する程度に限られます。

身体内のナトリウム、すなわち塩分が多いと高血圧になりやすいのですが、人間の身体は塩分を取り入れやすく、排出しにくいからこそ、日々の食事で塩分の摂取量を調節する必要があります。

この本では、減塩しながらおいしく食べられるレシピをたくさん紹介しています。カロリーや塩分量に気をつけて、さらに高血圧を予防できるオススメ栄養素を毎日の食事に取り入れて、高血圧になりにくい身体を作りましょう。

氏家弘

PART 2

毎日食べても飽き知らず！ 素材別メインおかず

PART 3

献立作りの強い味方！ 素材別サブおかず&汁物

正しく覚えておきたい「高血圧」のすべて

高血圧は万病の元といわれており、
放っておくとさまざまな病気を引き起こす原因になります。
まずはそのメカニズムを学びましょう。

意外と知られていない高血圧のメカニズム

私たちはふだん健康診断などで「高血圧」という言葉を耳にしますが、そのメカニズムについて正しく理解している人は少ないようです。

そもそも血圧というのは心臓が血液を押し出し、各器官まで血液を届けるのに必要な圧力のことです。心臓からの1回の拍出（収縮）で流れ出る血液量（心拍出量）は約70㎖。血液の重さはほぼ水と同じで、心臓が収縮する強さはほぼ手を握る力と同じなので、お風呂での手を使った水鉄砲をイメージすると、わかりやすいでしょう。つまり心臓からそのくらいの勢いで、拍出1回分の血液が身体中の血管に流れていくのです。

では高血圧とは、どのような状態のことをいうのでしょうか。それは加齢とともに血管が硬くなり、同じ量の血液を流すのに心臓がより強く収縮しなければならない状況が引き起こされていることを意味します。また、グラフ❶でもわかるように、摂取する塩分量にも影響を受けます（詳しくは10ページ）。

血圧は心拍出量に比例します。つまり、これが増えれば血圧も高くなるわけです。一般的に、心拍出量の増大（高血圧）の原因として、加齢や食塩の過剰摂取以外に挙げられるのが、肥満。肥満になると心臓は収縮力を強め、たくさんの血液を太った全身へと押し出すので血圧が上昇するのです。

また過食や運動不足でメタボになると内臓脂肪が増えますが、内臓脂肪は炎症物質を積極的に作り出すため、末梢の血管に炎症を引き起こして収縮させます。末梢の血管が細くなっていくと、血液を押し出すのに以前よりももっと多くの力が必要になるので、血圧の上昇に繋がるのです。

さらに、長期間に渡って血圧が高い状態が続くと負荷がかかった心臓は肥大化し、心不全を引き起こします。また、血液が運ばれる器官の血管は強い血流にさらされて壁が厚く硬くなり、血管腔が狭くなることで組織に流れる血液の量が減少してしまいます。こうした血流不全により、さまざまな病気が引き起こされるわけです。

❶食塩摂取量と血圧上昇度の関連

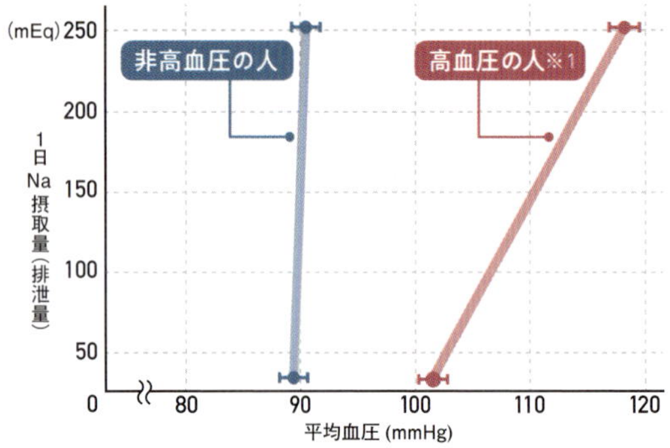

非高血圧の人と食塩感受性高血圧患者（SS）に置ける腎Na排泄機能曲線
※1：本態性高血圧症のことを指します。

高血圧はサイレントキラーと呼ばれている

高血圧は知らない間に進行する症状です。そして一度高血圧の領域に慣れてしまうと、逆に血圧が下がったときに身体がだるくなって調子が出なくなるため、身体は血圧の高い状態を望むようになります。この状態が続くとすべての臓器に血流障害が起きるようになり、機能低下につながります。

このように、本人が気付かないうちに体を蝕む高血圧は「サイレントキラー」と呼ばれる、恐ろしい状態。だからこそ血圧の数値には、細心の注意を払うことが大切なのです。

血管は血圧を維持し、免疫機能や内分

❷血圧レベル別にみた動脈硬化などの心血管病発症率

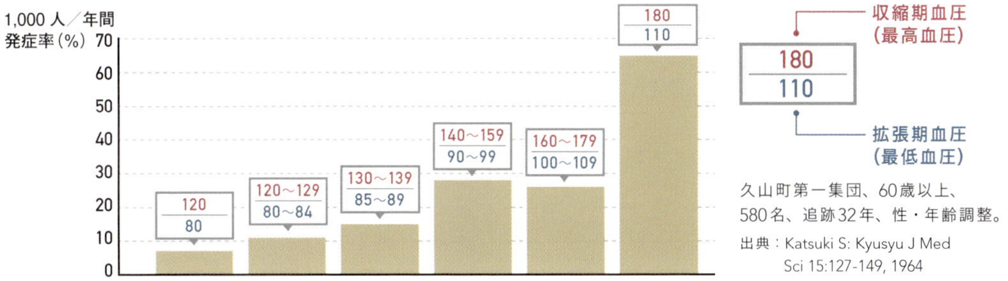

久山町第一集団、60歳以上、580名、追跡32年、性・年齢調整。

出典：Katsuki S: Kyusyu J Med Sci 15:127-149, 1964

泌といったさまざまな物質を放出する役目を持っています。さらに全身の60兆個の細胞すべてに酸素と栄養を届ける重要な任務を担っているため、血管の弾性がなくなり弱くなると細胞がダメージを受けてしまい、組織、器官、最後には全身が弱っていきます。そうならないように、日々の生活を見直すことが大切。常に自分の血圧の数値を知っておきましょう。

どのぐらいの数値が「高血圧」なのか？

血圧はずっと昔から、水銀圧力計（水銀マノメーター）で測定されてきました。血圧の単位はｍｍＨｇで表されるのですが（ｍｍは「ミリメートル」、Ｈｇは「水銀」を意味しています）血圧が１３０ｍｍＨｇの場合、水銀圧力計の水銀柱を１３０ｍｍ押し上げる圧力があることを意味します。

血圧には「収縮期血圧」と「拡張期血圧」の2種類があります。収縮期血圧は心臓が血液を送り出す時の圧力で、最高血圧にあたります。一方、拡張期血圧は心臓が血液を拍出し終わった時の圧力のことで、最低血圧と呼ばれます。

血圧は適正な範囲に保たれなければなりませんが、比較的低いほうが良いとされています。最高血圧が１２０ｍｍＨｇ、最低血圧が70ｍｍＨｇぐらいであれば理想的ですが、最高血圧が１４０ｍｍＨｇ以上、最低血圧が80ｍｍＨｇ以上になると高血圧と呼ばれるようになります。

極端な数値では、血圧が50ｍｍＨｇになると血液は流れなくなってしまい、逆に血圧が２００ｍｍＨｇを超えてしまうと脳血管から血液が漏れ出し、意識を失ってけいれん発作を起こしてしまいます。

高血圧によって引き起こされる恐ろしい病気とは？

慢性的に高血圧症が続くと、消化器管以外のすべての臓器が機能不全になります。そうした結果、心不全や高血圧性脳出血、大動脈解離、高血圧性網膜症などさまざまな病気が起きることになります。

例えば、40代で高血圧を発症したとしましょう。食塩過剰摂取や肥満をそのまま放置して過ごした場合、降圧薬（高血圧の治療に使われる薬）を使用していなければ、およそ20年で心不全による運動機能障害が起きてから腎不全になり、高血圧性脳出血によって死亡にいたる可能性が高くなります。

グラフ❷は「血圧レベル別にみた動脈硬化などの心血管病発症率」を示したものです。血圧が１４０以上になると、１３９以下の場合と比べて倍近い発症率になり、１８０以上になるとさらに倍以上の発症率になることが分かります。

このように、高血圧は万病の元になるので、一度そう診断されたら早急な対策を取る必要があります。高血圧の対策・改善のために気をつけたいことなどは、次ページ以降で確認しましょう。

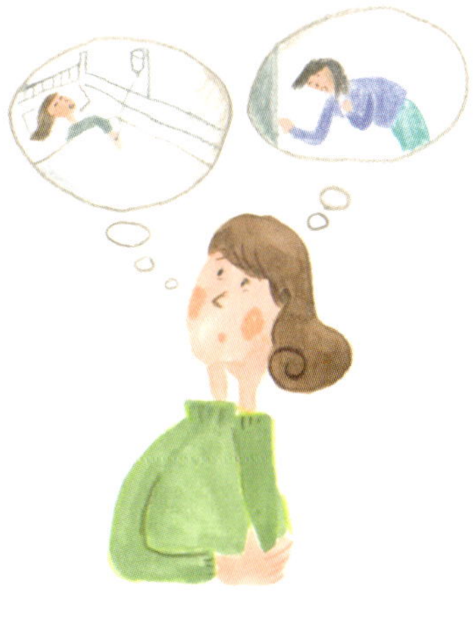

明日からすぐに実践

生活習慣を改善して高血圧を防ぐ

高血圧を予防・改善するためには、日々の生活習慣を根本から見直すことが大切。
少しの心がけが健康維持に大きな影響を与えるので、
これをよく読んでさっそく実行に移しましょう。

高血圧になる人の7割が肥満であるという事実

高血圧の原因は遺伝だと考えている人もいるかもしれません。しかし、高血圧の関連遺伝子はいまだに見つかっておらず、高血圧患者の半数には多因子遺伝（複数の遺伝子や環境による影響で起こる遺伝）の影響があり、体内の塩分を排出しやすい人としにくい人がいることがわかっている程度なのです。

しかし高血圧の原因の中でも、肥満や食塩の過剰摂取によるものは、生活習慣の見直しで改善可能です。とくに肥満は「高血圧の人は7割が太っている」ともいわれる深刻な問題。前ページで「肥満と高血圧の関係」について触れましたが、ここでも改めて解説します。

肥満の人は過剰な脂肪組織のために追加の血流が必要となり、血圧が上昇します。また、肥満を原因とする交感神経活動が活性化すると、末梢血管の収縮が起きて血管抵抗が増え、血圧が上がるのです。肥満気味の人は、ダイエットを心がけることも重要だといえるでしょう。

運動と一酸化窒素が人体に与える良い影響

肥満の人にもそうでない人にも、高血圧を防ぐために効果的なのは運動です。適度な運動はいかなる薬にも増して、副交感神経を活性化。逆に交感神経系を抑制して、不整脈（心臓のリズムの乱れ）を防ぎます。また血液供給や血管内皮機能の改善、動脈硬化の改善も促進。熱中症などで血液がドロドロになると血管は閉塞しやすくなりますが、同時にその部分を迂回する血行路が発達します。運動をすることで、みずからその血行路を鍛えることができるのです。

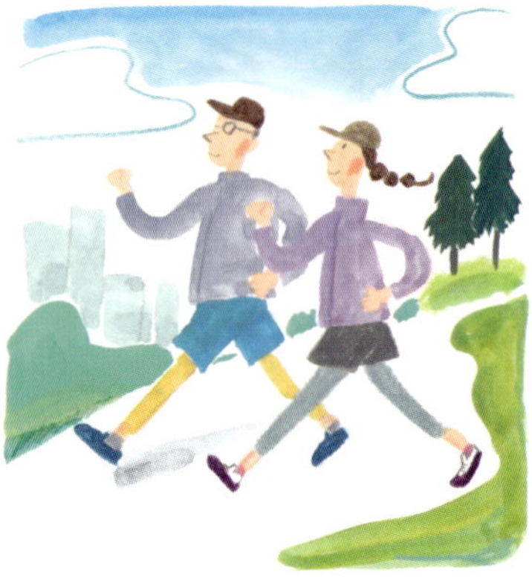

さらに動物実験によると、短期間の運動療法でＮＯ（一酸化窒素）の生産性が高まることが報告されています。このＮＯには、血流を正常化させる大事な働きがあります。血液がゆっくり流れるときは、血管の内皮細胞にはあまり摩擦はかかりません。しかし非常に速い勢いで流れるときには強い摩擦がかかるため、それに反応した内皮細胞はＮＯを分泌。このＮＯが即座に血管を拡張させ、血液の流れをもとのゆっくりしたものに戻してくれます。そのため、このＮＯが不足するとすぐに高血圧症になってしまうのです。

高血圧を予防する適度な運動と生活習慣

適度な運動で一番オススメなのは、歩くことです。歩幅を広げて大股で、遠くを見ながら歩きましょう。基本的に週2～3回、1回2時間の運動で２５０～３００ｋｃａｌを消費するのがよいでしょう。平地歩行では３０００歩で１００ｋｃａｌくらいの消費になるので、1日1万歩歩けば３００ｋｃａｌ以上になります。また末梢筋肉の萎縮を防ぐために、筋肉トレーニングするのも良いでしょう。その際、運動の強度が強ければ時間は短くてＯＫです。

また、喫煙は血管を劣化させます。そして血圧をさらに上昇させ、脳卒中などのリスクが大幅に高まるので、1日でもはやい禁煙が必要です。

「何をどう食べるのか」が大切

食生活を変えて健康的な血圧に

高血圧対策の肝は、やはり食生活。忙しいからと加工品や外食中心の生活を続けては、将来、降圧薬を使うことになりかねません。そうならないためにも、いまから食生活を変えていきましょう。

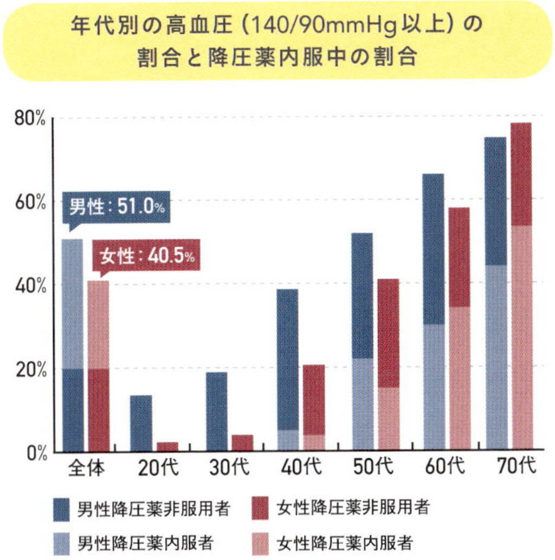

20代〜70代の男女別高血圧者数と、降圧薬を服用している人、していない人の割合を表したグラフ。
出典：平成14年厚生労働省国民栄養調査

食生活の改善は、ルールを決めて続けることが大切

左の表は高血圧の人の降圧薬内服者と非内服者の割合を示したものですが、歳を取るごとに降圧薬使用者の割合が高くなっていることが見てとれます。右ページでは主に生活習慣の改善について解説しましたが、歳を取り運動量が減っても内服者にならないためには、やはり減塩をはじめとする食事の改善が必要になってきます。

特に中年の男性は塩分過剰の外食が多くなりがちで、高血圧の発症リスクが高まります（外食については46ページのコラムでも詳しく解説しています）。加工品や外食では塩分量を調整できないので、例えばみそ汁やラーメン、漬物など塩分が多いものは極力控えるといった具合に、自分でルールを決めるようにしましょう。

こうした食生活の改善ルールを長く続けることが、大事なのです。

高血圧予防に良いのは「野菜→炭水化物」の食べ順

食事の仕方で一番悪いパターンが「短時間で炭水化物中心に食べる」こと。これをすると血糖値が一気に上昇し、インシュリンが急激に放出されます。その状態が日常的に続くと、高血圧をはじめ、糖尿病や脳卒中、認知症などの直接的な原因である高インシュリン血症となってしまう恐れがあるのです。だからこそこの習慣は、すぐに改める必要があります。

ではどんな食事の取り方が良いでしょうか？　オススメしたいのが野菜から食べ始め、最後に炭水化物を摂るようにする食べ方です。なぜなら野菜に含まれる食物繊維が、糖質やコレステロールの吸収を遅らせるためです。さらに十分に咀嚼することで満腹中枢が刺激され、炭水化物の量を減らすことにもつながります。

そして食事はゆっくりと摂ることを心がけましょう。一人ではなく、誰かと会話しながら時間をかけて楽しく食べるのがベストです。さらに効果を出すために、つねに腹八分目を意識しましょう。

高血圧予防・改善のためには、食事でさまざまな栄養素を摂ることが非常に効果的。どんな栄養素が特にオススメなのかは、12ページで詳しく紹介します。

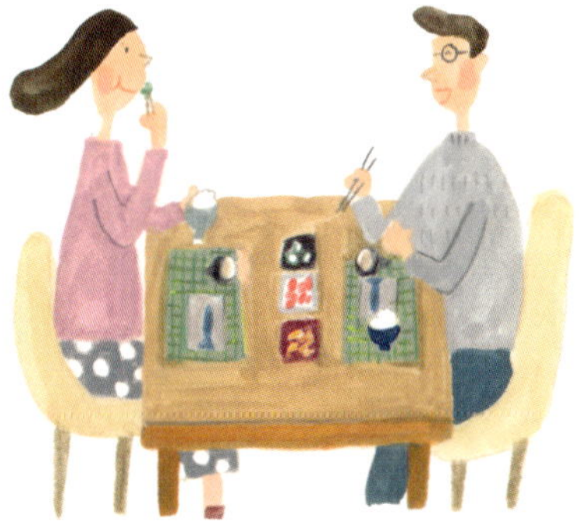

少しの注意で塩分は大幅に減らせる

今すぐ始めたい減塩生活

データによると、ほとんどの日本人が塩分の摂り過ぎになっているとか。
つまり誰しもが高血圧予備軍なのです。
高血圧のしくみを改めて理解して、すぐに減塩をスタートしましょう。

健康な人の、食事による血圧の上昇から正常化までの流れ

塩分の摂取量が増加 → 細胞外液量が増加 → 血圧が上昇 → レニンとアンギオテンシンが減少 → 体内の塩分と水の貯留が減少 → 細胞外液量が正常化 → 血圧が正常化

慢性的に塩分の過剰摂取を続けると、血圧が上昇する

まずは、塩分の摂取により血圧が変動するメカニズムについて説明します。

上の図の様に、摂りすぎた塩分は血管から外に出て細胞間液に溜まるため、細胞外液量が増加。それにより血管の壁が圧迫されて細くなり、血圧が上昇します。そんな塩分の量を適切な割合に保つ機能を持つのが、レニンとアンギオテンシン。体内の塩分が足りないとレニンが分泌され、これが血中のアンギオテンシンを活性化して血管を収縮させます。逆に塩分量が多いと、体はレニンの分泌を抑制し、アンギオテンシンを不活性化させ、血管を拡張させます。このようにして人間の体は、血圧を正常化しているのです。

しかし、慢性的に塩分過剰摂取が続くと、このサイクルが正常に働かなくなるので、高血圧になります。そのため、日頃から減塩を心がけることが大切なのです。

日本人の成人のほとんどが塩分の過剰摂取状態にある

２０１７年９月に発表された厚生労働省の「平成28年国民健康・栄養調査結果の概要」によれば、２０１６年の成人の１日あたりの塩分平均摂取量は男性で10・8g、女性は9・2gとなっています。また年代別に見ると男性、女性とも60〜69歳がもっとも塩分摂取量が多く、男性は11・4g、女性は9・8gと高い数値を示しています。

塩分摂取量は20歳から年齢が上がるごとに徐々に増え、60〜69歳でピークを迎えます。さらに、年齢が上がるにつれてアンギオテンシンの抑制が弱くなっていきます。つまり歳を取るごとに濃い味付けを求めるようになるのに対して、上がった血圧を下げる能力が低下していくので、高齢者ほど食事に気を遣う必要があるのです。

ちなみに、高血圧になりにくい食塩摂取量は１日６g未満とされています。調理法や調味料の量には気をつけましょう。

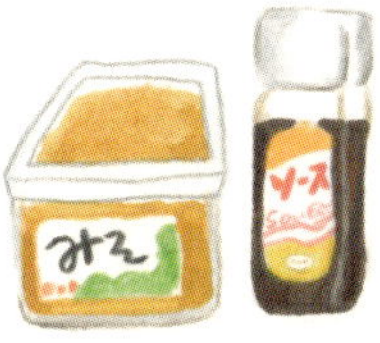

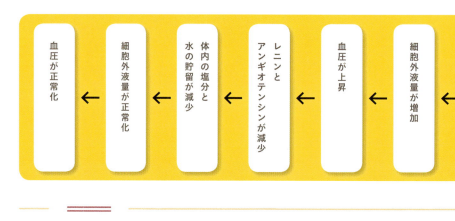

市販の調味料の塩分早見表

分類	調味料名	小さじ	大さじ
塩・しょうゆ・つゆ・みそ	食塩	6 g	18 g
	濃口しょうゆ	0.9 g	2.6 g
	薄口しょうゆ	1.0 g	2.9 g
	ぽん酢しょうゆ	0.5 g	1.4 g
	めんつゆ（ストレート）	0.2 g	0.5 g
	淡色辛口みそ	0.7 g	2.2 g
	赤色辛口みそ	0.8 g	2.3 g
ソース・ケチャップ・マヨネーズ	ウスターソース	0.5 g	1.5 g
	中濃ソース	0.3 g	1.0 g
	オイスターソース	0.7 g	2.2 g
	トマトケチャップ	0.2 g	0.6 g
	マヨネーズ	0.1 g	0.3 g
酢	米酢	0.0 g	0.0 g
たれ	すき焼きのたれ	0.5 g	1.5 g
	焼肉のたれ（しょうゆ味）	0.4 g	1.3 g

分類	調味料名	小さじ	大さじ
辛味調味料	練りがらし（チューブタイプ）	0.5 g	1.3 g
	練りわさび（チューブタイプ）	0.3 g	0.9 g
	粒入りマスタード	0.2 g	0.7 g
	豆板醤	1.2 g	3.6 g
	コチュジャン	0.5 g	1.5 g
ドレッシング	和風ドレッシング（ノンオイル）	0.4 g	1.1 g
	フレンチドレッシング	0.1 g	0.4 g
	中華ドレッシング	0.3 g	0.8 g
だしの素	コンソメスープの素（顆粒）	1.2 g	3.5 g
	和風だしの素（顆粒）	1.1 g	3.2 g
	中華だしの素（顆粒）	1.2 g	3.6 g
	鶏ガラスープの素（顆粒）	1.2 g	3.6 g
油脂類	バター	0.1 g	0.2 g

※小さじ(5㎖)、大さじ(15㎖)。表中の値は目安量であり、実測値とは異なる場合があります。また、メーカーごとに異なります。

特に塩分が多い調味料とは

　では塩分が多い調味料には、どんなものがあるでしょうか。上の表を見ると食塩以外でもっとも多いのが、中華料理でよく使われる豆板醤と中華だしの素、鶏ガラスープの素。大さじ（15㎖）で食塩を3・6gも含んでいます。その他、しょうゆ、みそ、オイスターソース、和風だしとコンソメスープの素も塩分が多い調味料です。

　どれも調理で使う時は、量に細心の注意を払いましょう。

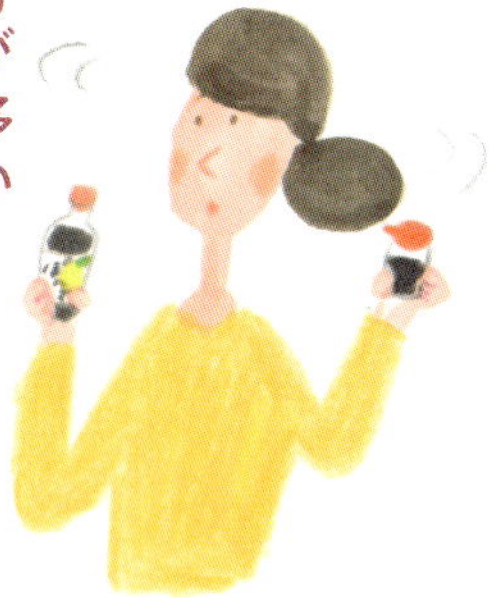

できるだけ塩分の少ないものを少量使うのが◎

　このように、調味料の塩分は想像以上に多いのです。できるだけ塩分の少ないものを少量使って、全体的に塩分を減らすように心がけましょう。特に、ドレッシングは量を計らずにサラダなどに直接かける人が多いですが、それでは塩分過多になってしまいます。きっちりと計算してからかけたり、13ページで紹介している手作りドレッシングを使うなどして、減塩を心がけると良いでしょう。

　また調理法も非常に大切。野菜に多く含まれるカリウムは血圧を安定させる効果があるのですが、調理の過程で水に流れ出して失われてしまうことも。そのため野菜は、生か蒸したものを比較的多く摂るように心がけましょう。

味付けは目分量ではなくスケールで厳密に

　調理で一番問題なのが「目分量」。目分量で味付けをすると、意外に塩分量が増加してしまいます。そのために準備しておきたいのが、1g以下の単位で計れるスケール。値段も比較的安く手軽に手に入るので、減塩調理を行う前にぜひとも手に入れておきたいものです。

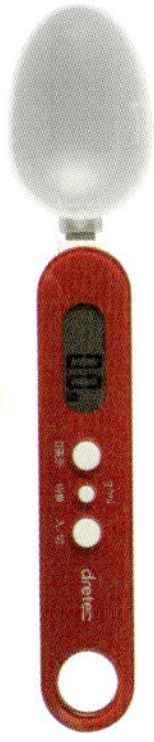

1g以下の単位が計れるスプーン型のスケール

高血圧を予防する

7つのオススメ栄養素

高血圧予防には、さまざまな栄養素の摂取が欠かせません。ではどんな栄養素を何から摂ればよいのか？　7つの重要な栄養素について解説します。

アルギニン

食事から摂取しなければならない、必須アミノ酸のひとつ。免疫力のアップや、細胞増殖の促進、疲労回復に効果がある。体内で不要になったアミノ酸を処理するときに生じるアンモニアを、無毒化して腎臓から捨てるための「尿素回路」の中に存在し、重要な役割を果たす。また動脈硬化の予防効果があるNO（一酸化窒素）は、内皮細胞にてアルギニンから産生される。主に肉類、魚介類、豆類、鶏卵に多く含まれているが、もっとも多く摂取できるのが豚肉。続いて大豆に多く含まれている。

オススメ食材

豚肉・大豆・鶏卵

オルニチン

体内で生成できないアミノ酸で、食べものから摂取する必要がある。肝臓内にはアンモニアを尿素に変えて解毒を行うオルニチン回路があるが、その回路において重要な働きをする。また成長ホルモンの分泌促進、筋肉の合成、睡眠不足の改善、疲労の軽減、二日酔い対策などさまざまな効果が期待される。オルニチンを多く含む食材で代表的なのが、しじみ。他にはえのきやチーズ、ひらめ、まぐろなどに多く含まれている。オルニチンを多く含む食材は比較的少ないので、摂取には工夫が必要。

オススメ食材

しじみ・えのき・チーズ

シトルリン

スイカから発見された遊離アミノ酸。アンモニアから尿素を生成する回路で重要な役割を果たしており、動脈硬化を予防するNO（一酸化窒素）の生産に深く関わっている。シトルリンが内皮細胞でアルギニンに変換され、NOの濃度が上昇。他にも効果として、運動パフォーマンスの向上や疲労軽減、血流改善、抗酸化作用などが期待されている。シトルリンが多く含まれているのは主にウリ科の食物であり、スイカ以外にメロン、冬瓜、きゅうりといったものが代表的。

オススメ食材

冬瓜・きゅうり・にんにく

アスパラギン

アスパラガスから発見された、体内で合成されない必須アミノ酸。有害アンモニアの体外への排出や新陳代謝の促進、中枢神経の保護などの働きをする。また、クエン酸回路に働きかけてエネルギー代謝を活発にすることで、疲労回復やスタミナ向上の効果も。筋肉や内臓の素となるたんぱく質の合成や、肝臓の保護もアスパラギンの重要な働き。筋力トレーニングを行う人には、特に重要な栄養素といえる。アスパラガス以外には肉類、大豆、牛乳、じゃがいもなどに多く含まれている。

オススメ食材

アスパラガス・肉類・大豆

カリウム

高血圧予防のために、非常に重要なミネラル。ナトリウムによる血圧上昇を抑制する働きがある。野菜に多く含まれるが、熱調理などで失われることも。あしたば、ほうれん草、モロヘイヤ、アボカド、わかめ、アーモンドなどに多く含まれている。

オススメ食材

アボカド・わかめ・アーモンド

マグネシウム

代表的なミネラルのひとつであり、体内の酵素の働きやエネルギーの生産を助ける栄養素。カルシウムと連携して、骨や歯の形成において重要な役割を果たす。多く含む食材は大豆、魚介類、海藻類、ナッツなどなので、積極的に取りたい。

オススメ食材

大豆・魚介類・海藻類

オメガ3系

DHA、EPA、αリノレン酸の3つの必須脂肪酸の集まり。高血圧や動脈硬化、脳卒中、認知症などの予防に効果がある。熱に弱い性質を持つため、魚なら生魚、どうしても調理するのであれば、新鮮なものから摂取する必要がある。

オススメ食材

青魚・亜麻仁油・えごま油

おいしく減塩！

手作りソース&ドレッシング

市販のソースやドレッシングは、塩分過多の傾向が。そこで、減塩しつつもおいしさ満点のオリジナルソースをご紹介します。多めに作って常備しておきましょう。

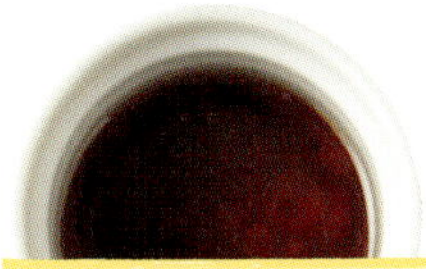

和風ドレッシング

塩分：2.6g／熱量：241kcal
保存期間：冷蔵で1ヶ月間

【材料・作りやすい分量】

ごま油、酢…各大さじ2
しょうゆ…大さじ1

【作り方】

すべての材料を混ぜ合わせる。

オススメ料理　P32：貝われ大根と桜えびのサラダ

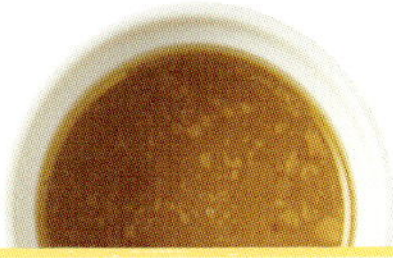

イタリアンドレッシング

塩分：2.1g／熱量：233kcal
保存期間：冷蔵で1ヶ月間

【材料・作りやすい分量】

白ワインビネガー、
　オリーブ油…各大さじ2
練りマスタード…小さじ1/2
塩…2g

【作り方】

オリーブ油以外の材料を混ぜ、オリーブ油を少しずつ加えながらさらに混ぜ合わせる。

オススメ料理　P76：全粒粉パン入りサラダ

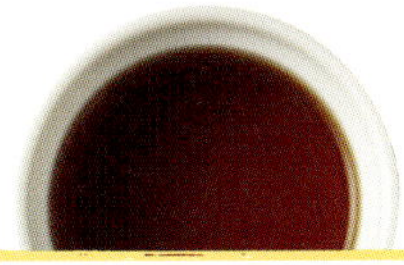

ぽん酢しょうゆ

塩分：2.6g／熱量：79kcal
保存期間：冷蔵で2週間

【材料・作りやすい分量】

みりん、しょうゆ…各大さじ1
好みの柑橘類（だいだい、
　かぼすなど）のしぼり汁、酢
　…各大さじ3

【作り方】

みりんは電子レンジに15秒かけて冷ます。残りの材料すべてと混ぜ合わせる。

オススメ料理　P28：山椒風味の和風ステーキ
P49：たらと豆腐のワイン蒸し

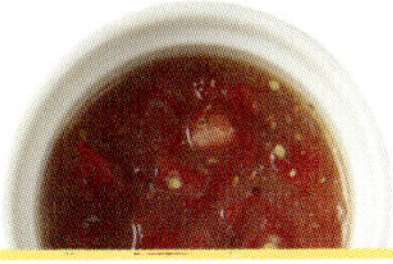

トマトマスタードソース

塩分：0.4g／熱量：145kcal
保存期間：冷蔵で3日間

【材料・作りやすい分量】

バター（上澄み）…10g
玉ねぎ…40g
白ワイン…30mℓ
トマト（粗みじん切り）…100g
粒マスタード…5g
チキンブイヨンの素…0.5g
こしょう…少々

【作り方】

鍋にバターを熱して玉ねぎをソテーし、白ワインを加えてアルコール分を飛ばす。残りの材料すべてを加えて混ぜる。

オススメ料理　P55：ラムのハーブソテー

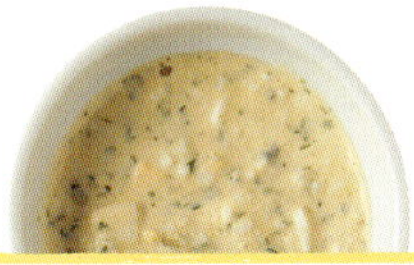

タルタルソース

塩分：1.0g／熱量：263kcal
保存期間：冷蔵で3日間

【材料・作りやすい分量】

ゆで卵（粗みじん切り）…1個分
マヨネーズ…25g
玉ねぎ（みじん切り）…15g
ピクルス（粗みじん切り）…10g
ピクルスの汁…10mℓ
パセリ（みじん切り）…小さじ1

【作り方】

すべての材料を混ぜ合わせる。

オススメ料理　P58：揚げ焼きチキン南蛮
P78：アボカドとえびのタルタルボード

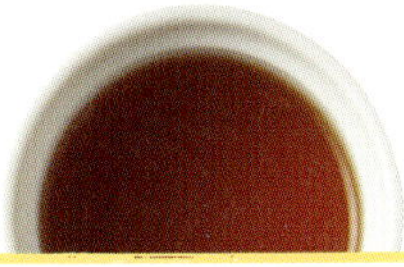

甘酢ソース

塩分：0.9g／熱量：55kcal
保存期間：冷蔵で2週間

【材料・作りやすい分量】

だし…80mℓ
みりん…大さじ1
しょうゆ、酢…各小さじ1
片栗粉…小さじ1/2

【作り方】

材料すべてを鍋に入れ、混ぜながら中火にかけてとろみをつける。

オススメ料理　P58：揚げ焼きチキン南蛮

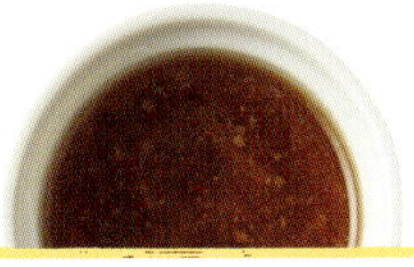

中華ドレッシング

塩分：1.7g／熱量：255kcal
保存期間：冷蔵で1ヶ月間

【材料・作りやすい分量】

ごま油、酢…各大さじ2
しょうゆ…小さじ2
白すりごま…小さじ1

【作り方】

ごま油以外の材料を混ぜ、ごま油を少しずつ加えながらさらに混ぜ合わせる。

オススメ料理　P81：エスニック春雨サラダ

※「だし」「バター（上澄み）」についてはP.14参照。塩分、熱量は全量の数値。

本書の使い方

この本では、減塩しつつ栄養素をたくさん摂れるごはん作りに活用できるよう、
おかずに含まれる栄養素や献立を組むヒントなどを掲載しています。
上手に活用して、日々の高血圧予防に役立ててください。

1 主材料アイコン
メイン食材のカテゴリを説明しています。

2 塩分・熱量
献立、おかずともに1人分の量を表記しています。

3 副菜・汁物アイディア
献立に飽きないための、副菜バリエーションを提案しています。

4 含まれる栄養素
献立、おかずに含まれるオススメ栄養素（P.12参照）を紹介しています。

5 ポイント
減塩のコツや味つけのポイントなどを紹介しています。

6 栄養素の量
メイン材料100gあたりに含まれる、オススメ栄養素の量を紹介しています。

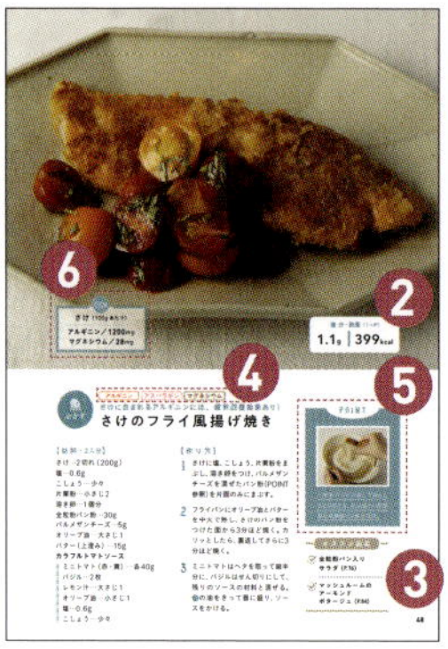

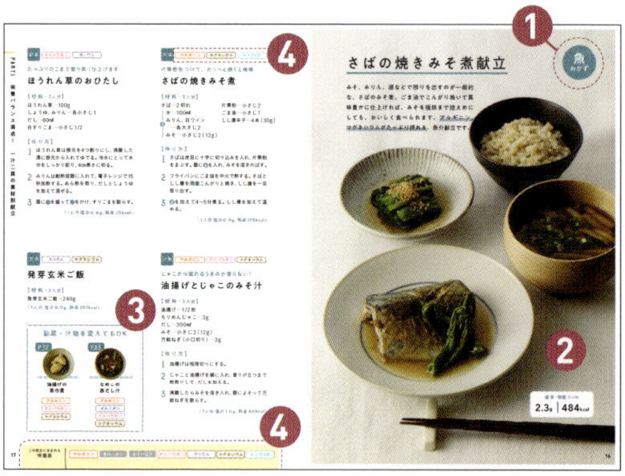

2 3

塩分は1日6g未満（日本高血圧学会発表の推奨値）を目指せるように、献立を組んであります。自分で献立を考えるときも、それを超えないよう計算しましょう。また、1日の摂取カロリーの理想は成人の標準でおよそ男性2,650kcal、女性2,050kcalとされています（厚生労働省発表）。メニューごとにチェックして、塩分だけでなくカロリーもオーバーしないように調整しましょう。

日々の料理の減塩工夫と意識して変えたい主食

高血圧にならないための食事で、一番気をつけたいのが減塩です。しかし、おいしさをキープしたまま塩分を減らすのは難しいもの。そこで本書では、素材の味を最大限に活かした調理法で、塩分が少なくてもおいしい料理を紹介しています。

また料理の要になる和風だしは、市販の顆粒などではなく、毎回取るのがオススメです。味に深みが出るだけでなく、市販のものより手製のだしの方が含まれる塩分量が少ないうえ、調整もしやすくなります。手間に感じるかもしれませんが、だしは毎回取りましょう。

ご飯は発芽玄米、パンは全粒粉パンなど、主食は白色ではなく茶色系のものに変えるのが理想的です。なぜなら白米や白い小麦を使ったパンは、食べると急激に血糖値が上がって体に負担がかかり、不調の原因になるからです。血糖値がゆっくりと上がるようにするため、本書の主食は白米ではなく発芽玄米や雑穀米、パンは色のついているものにしています。

☑ かつおと昆布のだし汁

【材料・3カップ分】昆布…10g　水…4カップ　けずりがつお…5g

【作り方】

1. 昆布の表面をぬれ布巾で軽くふき、水と共に鍋に入れ、10分ほどで沸騰する火加減で、火にかける。
2. 味が出てきたら、昆布を取り出す。
3. けずりがつおを加えて沸騰したら弱火にする。アクを取り、火を止めて5分したら静かにこす。　（100mℓあたり 塩分0.1g、00kcal）

☑ バター（上澄み）

【材料・1/2カップ分】バター…130g

【作り方】

1. バターを耐熱容器に入れて湯煎し、分離したらあら熱を取って冷蔵庫に入れる。
2. 固まったら上澄みの部分を取り出して、ペーパータオルで水分を取り、密閉容器に入れて保存する。　（100gあたり 塩分0.0g、92kcal）

保存期間：冷蔵で3週間

【この本の表示について】

- 小さじは5mℓ、大さじは15mℓ、1カップは200mℓです。
- 電子レンジの加熱時間は600Wのものを、オーブントースターの加熱時間は1200Wのものを中火で使用した場合の目安です。それぞれお持ちの商品に合わせて調整してください。
- 加熱時間は、火加減や鍋の様子などによって異なる場合があります。様子を見ながら調理してください。
- 本書の「だし」はかつおと昆布のだし汁です（左参照）。
- 野菜などの下ごしらえは、一部省略してあります。
- 材料は2人分で表記してあります。
- 材料の目安量（個、本など）は、素材の大きさによって異なります。
- 献立のご飯、パンの画像はイメージなので、実際の分量とは異なる場合があります。

PART

1

栄養バランス満点!

一汁二菜の素材別献立

塩分量を気にしつつ、栄養が偏らない献立を考えるのは、なかなか骨が折れるもの。本章ではそんな悩みを解決する、高血圧予防に必要なオススメ栄養素がバランス良く摂れる、素材別の「献立」を紹介します。主菜、副菜、汁物に主食を合わせた、食べ応え十分でおいしさ満点な組み合わせが、勢ぞろいです!

さばの焼きみそ煮献立

魚
おかず

みそ、みりん、酒などで照りを出すのが一般的な、さばのみそ煮。ごま油でこんがり焼いて風味豊かに仕上げれば、みそを極限まで控えめにしても、おいしく食べられます。アルギニン、マグネシウムがたっぷり摂れる、魚介献立です。

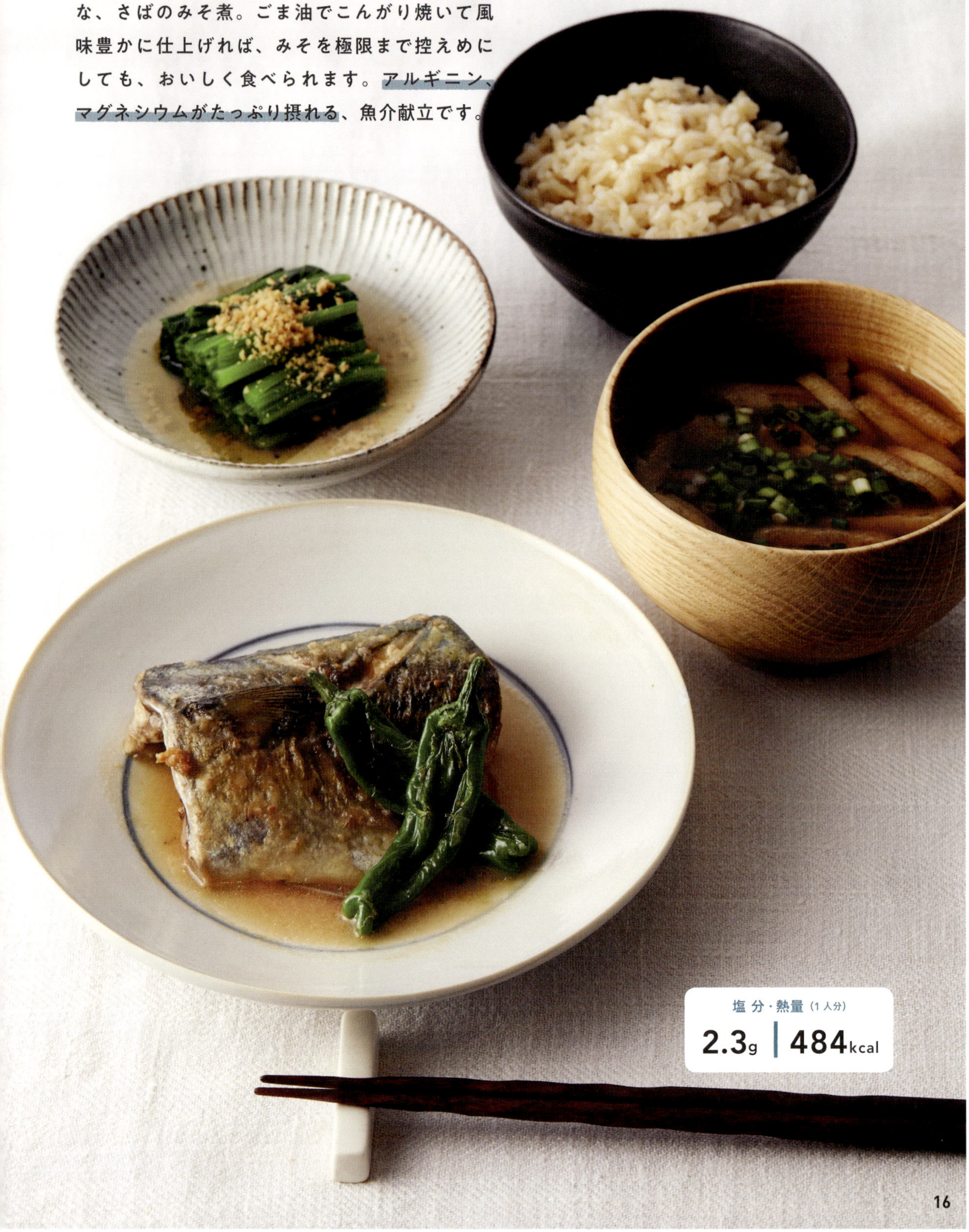

塩分・熱量（1人分）
2.3g | 484kcal

副菜 アスパラギン カリウム

たっぷりのごまで香り高く仕上げます

ほうれん草のおひたし

【材料・2人分】

ほうれん草…100g
しょうゆ、みりん…各小さじ1
だし…60mℓ
白すりごま…小さじ1/2

【作り方】

1 ほうれん草は根元を4つ割りにし、沸騰した湯に根元から入れてゆでる。冷水にとって水分をしっかり絞り、4cm長さに切る。

2 みりんは耐熱容器に入れて、電子レンジで15秒加熱する。あら熱を取り、だしとしょうゆを加えて混ぜる。

3 器に❶を盛って❷をかけ、すりごまを散らす。

（1人分 塩分0.4g、熱量 25kcal）

主食 カリウム マグネシウム

発芽玄米ご飯

【材料・2人分】

発芽玄米ご飯…240g

（1人分 塩分 0.0g、熱量 201kcal）

副菜・汁物を変えてもOK

P.72

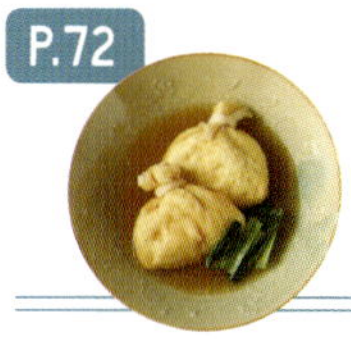

油揚げの
茶巾煮

アルギニン
アスパラギン
マグネシウム

P.83

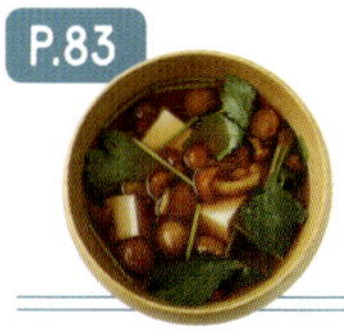

なめこの
赤だし汁

アルギニン
オルニチン
アスパラギン
マグネシウム

主菜 アルギニン マグネシウム オメガ3系

片栗粉をつけて、カリっと焼くと美味

さばの焼きみそ煮

【材料・2人分】

さば…2切れ
Ⓐ 水…100mℓ
Ⓐ みりん、白ワイン…各大さじ2
Ⓐ みそ…小さじ2（12g）
片栗粉…小さじ2
ごま油…小さじ1
しし唐辛子…4本（30g）

【作り方】

1 さばは皮目に十字に切り込みを入れ、片栗粉をまぶす。器にⒶを入れ、みそを溶きのばす。

2 フライパンにごま油を中火で熱する。さばとしし唐を両面こんがりと焼き、しし唐を一旦取り出す。

3 Ⓐを加えて4～5分煮る。しし唐を加えて温める。

（1人分 塩分0.9g、熱量218kcal）

汁物 アルギニン アスパラギン マグネシウム

じゃこから溢れるうまみが堪らない！

油揚げとじゃこのみそ汁

【材料・2人分】

油揚げ…1/2枚
ちりめんじゃこ…3g
だし…300mℓ
みそ…小さじ2（12g）
万能ねぎ（小口切り）…3g

【作り方】

1 油揚げは短冊切りにする。

2 じゃこと油揚げを鍋に入れ、香りが立つまで乾煎りして、だしを加える。

3 沸騰したらみそを溶き入れ、器によそって万能ねぎを散らす。

（1人分 塩分1.0g、熱量 40kcal）

この献立に含まれる栄養素 | アルギニン | オルニチン | シトルリン | アスパラギン | カリウム | マグネシウム | オメガ3系

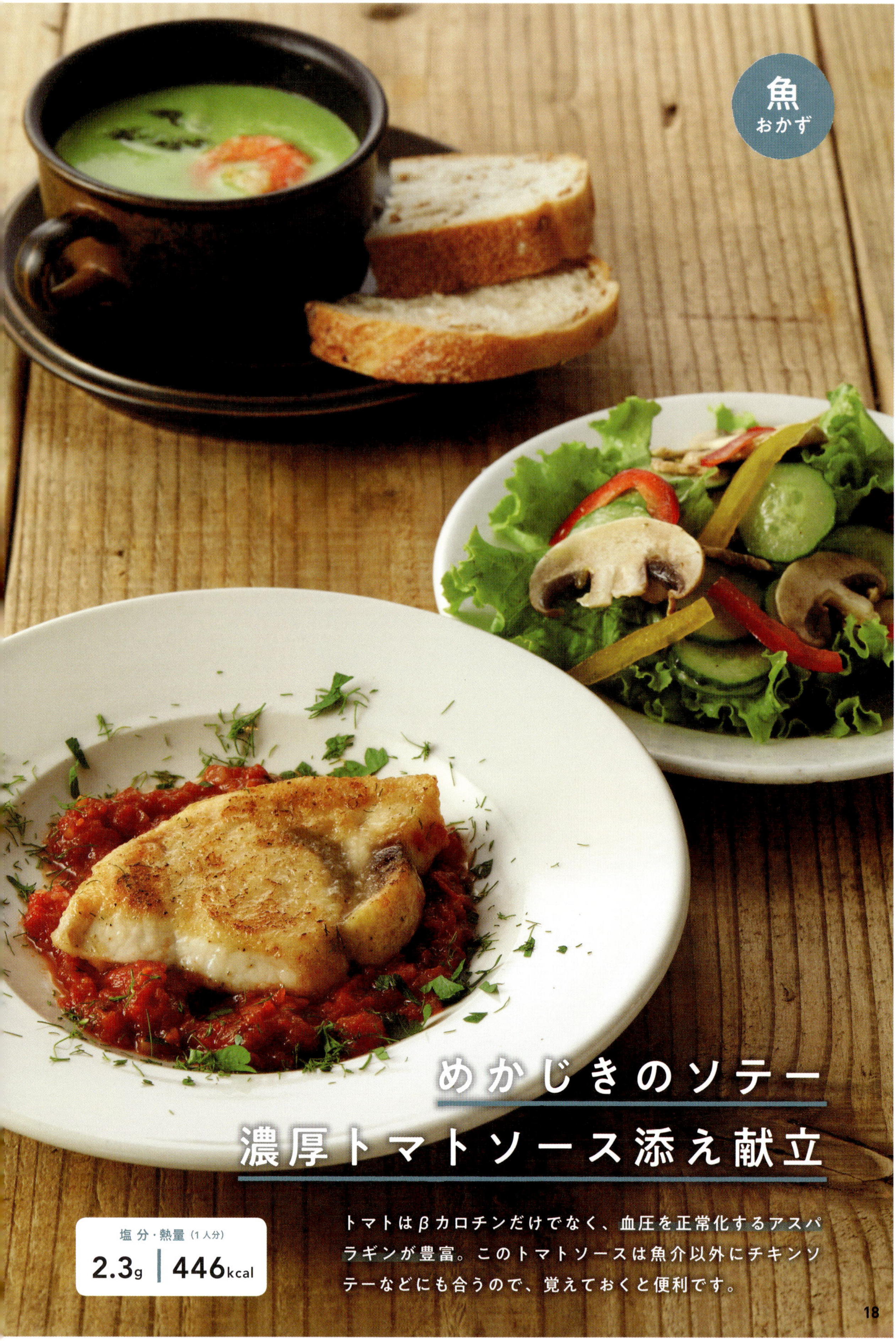

魚
おかず

めかじきのソテー 濃厚トマトソース添え献立

トマトはβカロチンだけでなく、血圧を正常化するアスパラギンが豊富。このトマトソースは魚介以外にチキンソテーなどにも合うので、覚えておくと便利です。

塩分・熱量（1人分）
2.3g | 446kcal

副菜 オルニチン シトルリン

きのこ＆チーズでオルニチンがたっぷり

マッシュルーム入りサラダ

【材料・2人分】

マッシュルーム…30g
パプリカ（赤・黄）
…各10g
きゅうり…50g
グリーンリーフ…25g

A
レモン汁、オリーブ油
…各15g
パルメザンチーズ
（すりおろし）…4g
塩…0.6g
こしょう…少々

【作り方】

1 マッシュルーム、パプリカは縦に薄切りに、きゅうりは輪切りにする。グリーンリーフはひと口大にちぎる。

2 ボウルにⒶを混ぜ合わせ、マッシュルーム、パプリカ、きゅうりを加えて和え、3分おく。

3 グリーンリーフを盛った器に❷をのせる。

（1人分 塩分0.4g、熱量93kcal）

汁物 アルギニン アスパラギン マグネシウム

爽やかなアスパラは、えびと好相性

アスパラガスのポタージュ

【材料・2人分】

アスパラガス…6本（120g）
玉ねぎ…50g

A
水…250mℓ
チキンブイヨンの素、塩
…各1g
こしょう…少々

バター（上澄み）
…15g
むきえび
…2尾（20g）

【作り方】

1 アスパラガスは2本だけ穂先を3cm分残し、残りを小口切りにする。玉ねぎは薄切りにする。

2 鍋にバター10gを入れ、玉ねぎを中火で炒めてツンとした香りが無くなったら、穂先以外のアスパラガスを加えて炒める。

3 ❷にⒶを加え、沸騰したら5分ほど煮込む。ミキサーにかけて滑らかにして、器によそう。

4 厚みを半分に切った穂先とえびをフライパンに入れ、残りのバター（5g）でソテーし、❸の上に飾る。

（1人分 塩分0.7g、熱量90kcal）

主菜 アルギニン アスパラギン マグネシウム

さけやたらの切り身で作ってもおいしい！

めかじきのソテー
濃厚トマトソース添え

【材料・2人分】

めかじき…2切れ（160g）

A
塩…0.6g
こしょう…少々

片栗粉…小さじ2
にんにく（みじん切り）
…小さじ1/3
玉ねぎ（みじん切り）
…30g

B
トマト水煮（ダイスカット）…120g
塩、こしょう
…各0.6g

オリーブ油…小さじ2
ハーブ（ディル、イタリアンパセリなどのあらみじん切り）…適量

【作り方】

1 めかじきにⒶをまぶして、片栗粉をはたく。フライパンにオリーブ油小さじ1を中火で熱し、めかじきの両面を2〜3分ずつこんがりと焼く。

2 鍋に残りのオリーブ油（小さじ1）とにんにくを中火で熱して、香りが出たら玉ねぎを炒める。しんなりしたら、Ⓑを加えて3分ほど煮込む。

3 器に❷を敷いて❶をのせ、ハーブを散らす。

（1人分 塩分0.8g、熱量172kcal）

主食 カリウム マグネシウム

全粒粉パン

【材料・2人分】

好みの全粒粉パン…70g

（1人分 塩分0.4g、熱量91kcal）

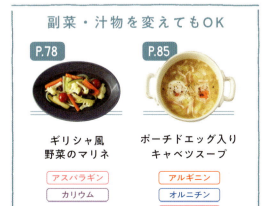

副菜・汁物を変えてもOK

P.78

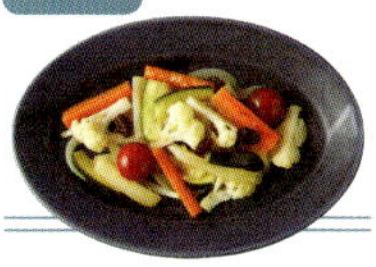

ギリシャ風
野菜のマリネ

アスパラギン
カリウム

P.85

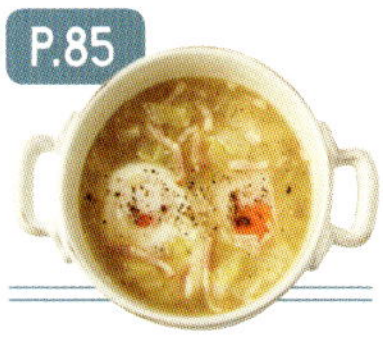

ポーチドエッグ入り
キャベツスープ

アルギニン
オルニチン
アスパラギン

この献立に含まれる栄養素

アルギニン オルニチン シトルリン アスパラギン カリウム マグネシウム オメガ3系

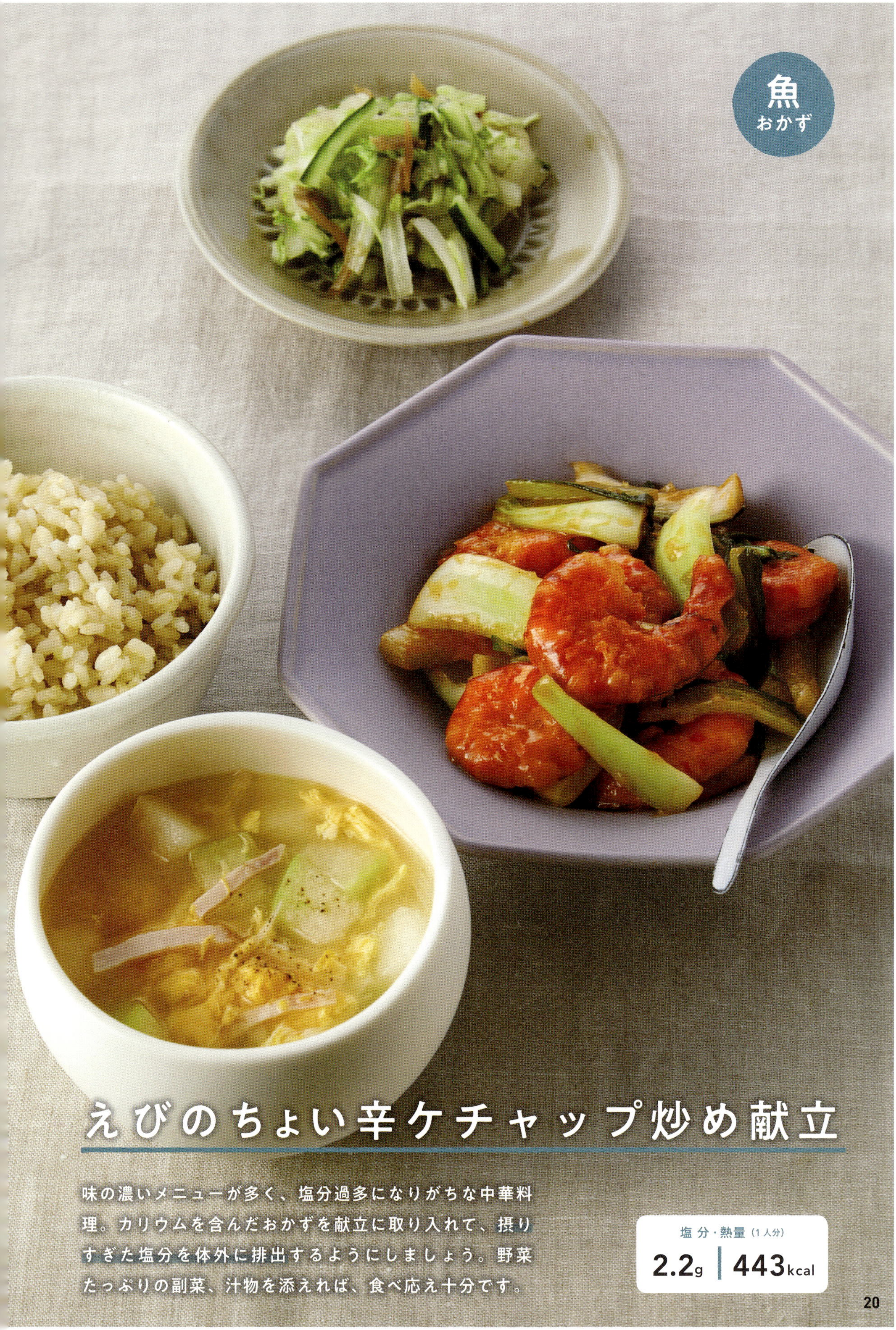

えびのちょい辛ケチャップ炒め献立

味の濃いメニューが多く、塩分過多になりがちな中華料理。カリウムを含んだおかずを献立に取り入れて、摂りすぎた塩分を体外に排出するようにしましょう。野菜たっぷりの副菜、汁物を添えれば、食べ応え十分です。

塩分・熱量（1人分）
2.2g | 443kcal

副菜 シトルリン アスパラギン カリウム

ザーサイの塩分で味が決まる、楽チン小鉢！

白菜とザーサイの和え物

【材料・2人分】

白菜…150g
きゅうり…50g
ザーサイ…5g
ごま油…小さじ1
しょうゆ…小さじ1/2

【作り方】

1 白菜ときゅうりは3cm長さ、5mm幅の細切りにする。ザーサイは細切りにする。

2 すべての材料を混ぜて和える。

（1人分 塩分0.5g、熱量26kcal）

主食 カリウム マグネシウム

発芽玄米ご飯

【材料・2人分】

発芽玄米ご飯…240g

（1人分 塩分0.0g、熱量201kcal）

副菜・汁物を変えてもOK

P.77

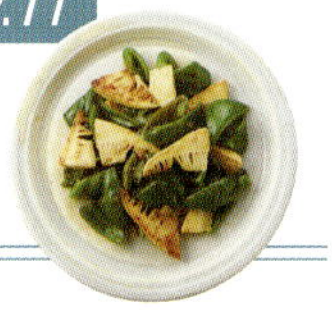

ピーマンとたけのこの
みそ風味炒め

アスパラギン カリウム

P.87

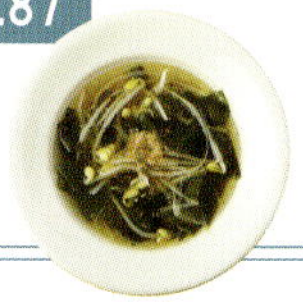

わかめと
豆もやしのスープ

オルニチン アスパラギン

主菜 アルギニン マグネシウム

殻付きのえびは身が縮まないので◎

えびのちょい辛
ケチャップ炒め

【材料・2人分】

えび（殻付き・無頭）…200g
Ⓐ 片栗粉…小さじ2
　 こしょう…少々
チンゲンサイ…1株（120g）
ごま油…小さじ2
しょうが（みじん切り）…3g
ねぎ（あらみじん切り）…15g
Ⓑ 水…50mℓ
　 トマトケチャップ、白ワイン…各大さじ1
　 豆板醤…小さじ1/3
　 中華だしの素…1g

【作り方】

1 えびは足を取り、殻に背から切り込みを入れて背ワタを取りのぞき、Ⓐをまぶす。

2 チンゲンサイは4cm長さ、2cm幅に切る。Ⓑは混ぜ合わせる。

3 鍋にごま油を中火で熱し、えびを香りが立つまで両面焼く。しょうが、ねぎ、チンゲンサイを加えて炒め、Ⓑを加えて1分ほど煮からめる。

（1人分 塩分1.0g、熱量143kcal）

汁物 アルギニン マグネシウム

冬瓜がないときは、大根で代用するのもオススメ

冬瓜入り卵スープ

【材料・2人分】

卵…1個
冬瓜…80g
ロースハム…1枚（15g）
ごま油…小さじ1
ねぎ（せん切り）…5g
Ⓐ 水…400mℓ
　 白ワイン…小さじ1
　 中華スープの素…1g
　 塩、こしょう…各少々

【作り方】

1 冬瓜は皮を薄くむき、2cm角に切る。ハムは半分に切り、横に細切りにする。

2 鍋にごま油を中火で熱し、ねぎとハムを炒め、Ⓐ、冬瓜を入れる。冬瓜がやわらかくなるまで10分ほど煮る。

3 卵を溶きほぐして糸を垂らすように入れ、ひと呼吸おいてからゆっくり混ぜる。

（1人分 塩分0.7g、熱量73kcal）

この献立に含まれる
栄養素

アルギニン オルニチン シトルリン アスパラギン カリウム マグネシウム オメガ3系

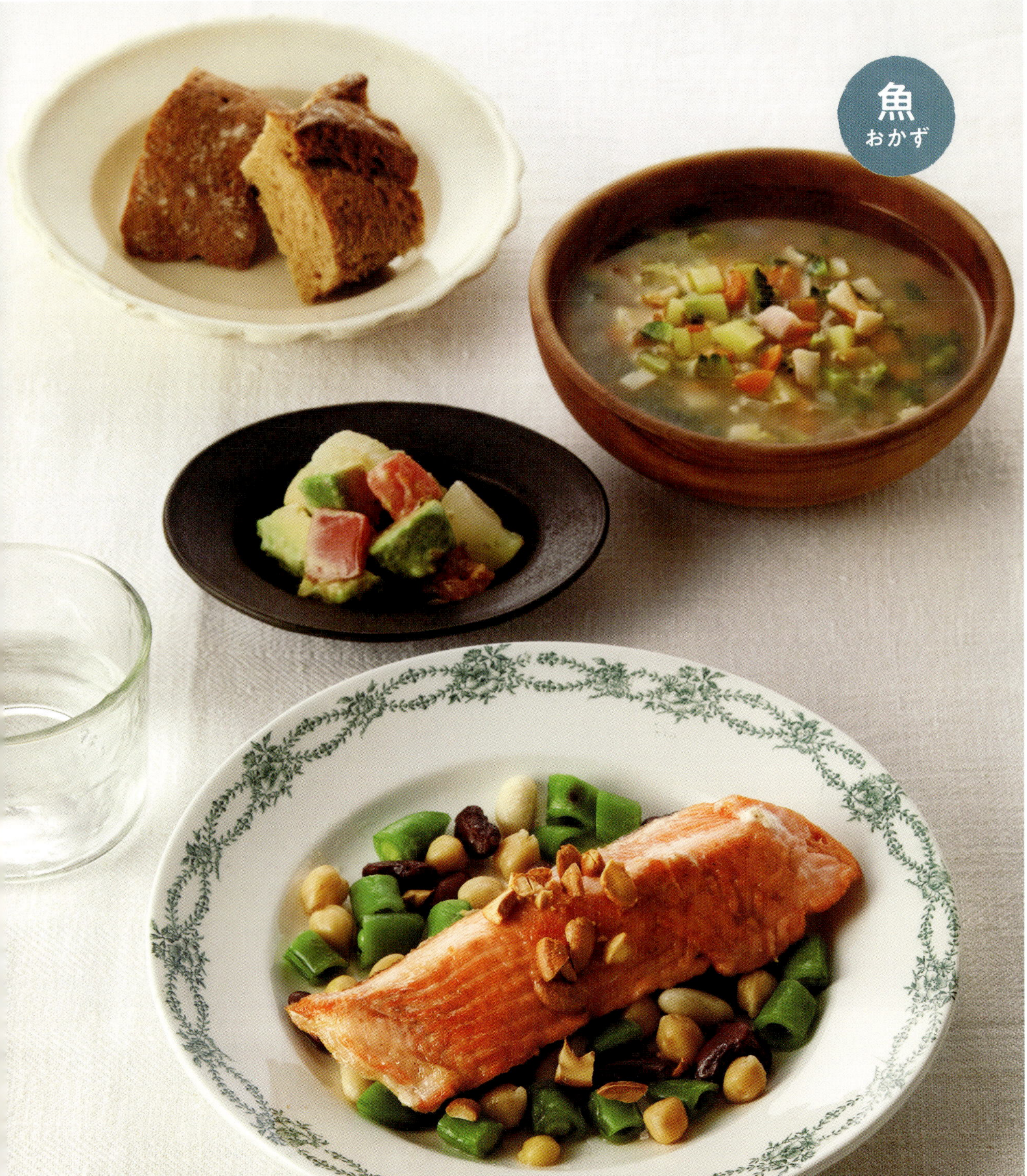

魚
おかず

さけのソテー ビーンズ添え献立

柔らかくジューシーなソテーには、いろいろな食感が楽しめるつけ合わせを添えていただきます。ナッツ類には、マグネシウムやカリウムといったミネラルがたっぷり。1日1食でいいので、取り入れたい食材です。

塩分・熱量（1人分）
2.6g | 589kcal

副菜 シトルリン アスパラギン カリウム

ピリッと効かせたわさびがアクセント

アボカドとトマトのサラダ

【材料・2人分】

アボカド…1/2個（60g）
トマト…60g
冬瓜…60g
Ⓐ マヨネーズ、レモン汁、しょうゆ…各小さじ1
　練りわさび…小さじ1/4
　こしょう…少々

【作り方】

1 アボカドは種を取りのぞき、皮をむく（アボカドの下処理について詳しくはP.35「豆入りアボカドディップ」参照）。ヘタを取ったトマトとともに、2cm角に切る。冬瓜は皮を薄くむいて2cm角に切り、ラップをして電子レンジで3分加熱してあら熱を取る。

2 ボウルにⒶを混ぜ合わせ、❶を加えて和える。

（1人分 塩分0.5g、熱量 87kcal）

主菜 アルギニン アスパラギン カリウム マグネシウム

カラフルなつけ合わせで、おいしく彩り豊かに

さけのソテー ビーンズ添え

【材料・2人分】

さけ…2切れ
塩…1g
こしょう…少々
片栗粉…小さじ2
スナップえんどう…30g
バター（上澄み）…15g
カシューナッツ…10g
Ⓐ ミックスビーンズ水煮…60g
　水…60mℓ
　塩…0.6g
　こしょう…少々

【作り方】

1 さけは塩、こしょうをふり、片栗粉をまぶす。スナップえんどうは筋を取り、1cm長さに切る。

2 フライパンにバター10gを中火で熱し、さけの両面を3〜4分ずつこんがりソテーし、横でカシューナッツを炒める。

3 鍋に残りのバター（5g）を中火で熱し、スナップえんどうを炒め、Ⓐを加えて1分ほど煮る。

4 器に❸を敷き、ソテーしたさけをのせる。カシューナッツをあらく砕いて散らす。

（1人分 塩分0.9g、熱量 350kcal）

主食 カリウム マグネシウム

全粒粉パン

【材料・2人分】

好みの全粒粉パン…70g

（1人分 塩分0.4g、熱量 91kcal）

副菜・汁物を変えてもOK

P.76

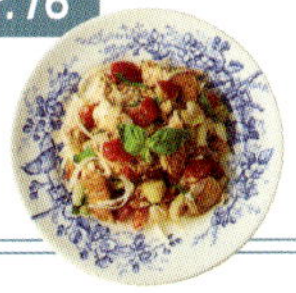

全粒粉パン入りサラダ

アルギニン シトルリン アスパラギン カリウム

P.84

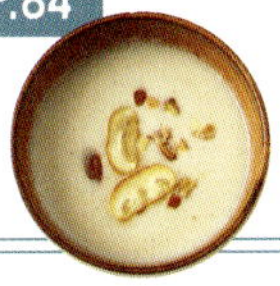

マッシュルームのアーモンドポタージュ

オルニチン アスパラギン

汁物 シトルリン アスパラギン カリウム

何種類もの野菜が一度に摂れる、ヘルシースープ

ゴーヤ入りミネストローネ

【材料・2人分】

ゴーヤ…30g
玉ねぎ…50g
にんじん…30g
じゃがいも…40g
ベーコン…10g
オリーブ油…10g
にんにく（みじん切り）…2g
Ⓐ 水…400mℓ
　白ワイン…大さじ1
　チキンブイヨンの素、塩…各1g
　こしょう…少々

【作り方】

1 ゴーヤは縦半分に切って種をスプーンでかき出し、5mm角に切る。皮をむいたその他の野菜は5mm角、ベーコンは5mm四方に切る。

2 鍋にオリーブ油とにんにくを中火で熱し、香りが出たらベーコンを加えて炒める。玉ねぎ、にんじん、じゃがいもの順に加えて炒め、Ⓐを加えて8分煮る。さらにゴーヤを加えて、1〜2分火を通す。

（1人分 塩分0.8g、熱量 61kcal）

この献立に含まれる栄養素 | アルギニン オルニチン シトルリン アスパラギン カリウム マグネシウム オメガ3系

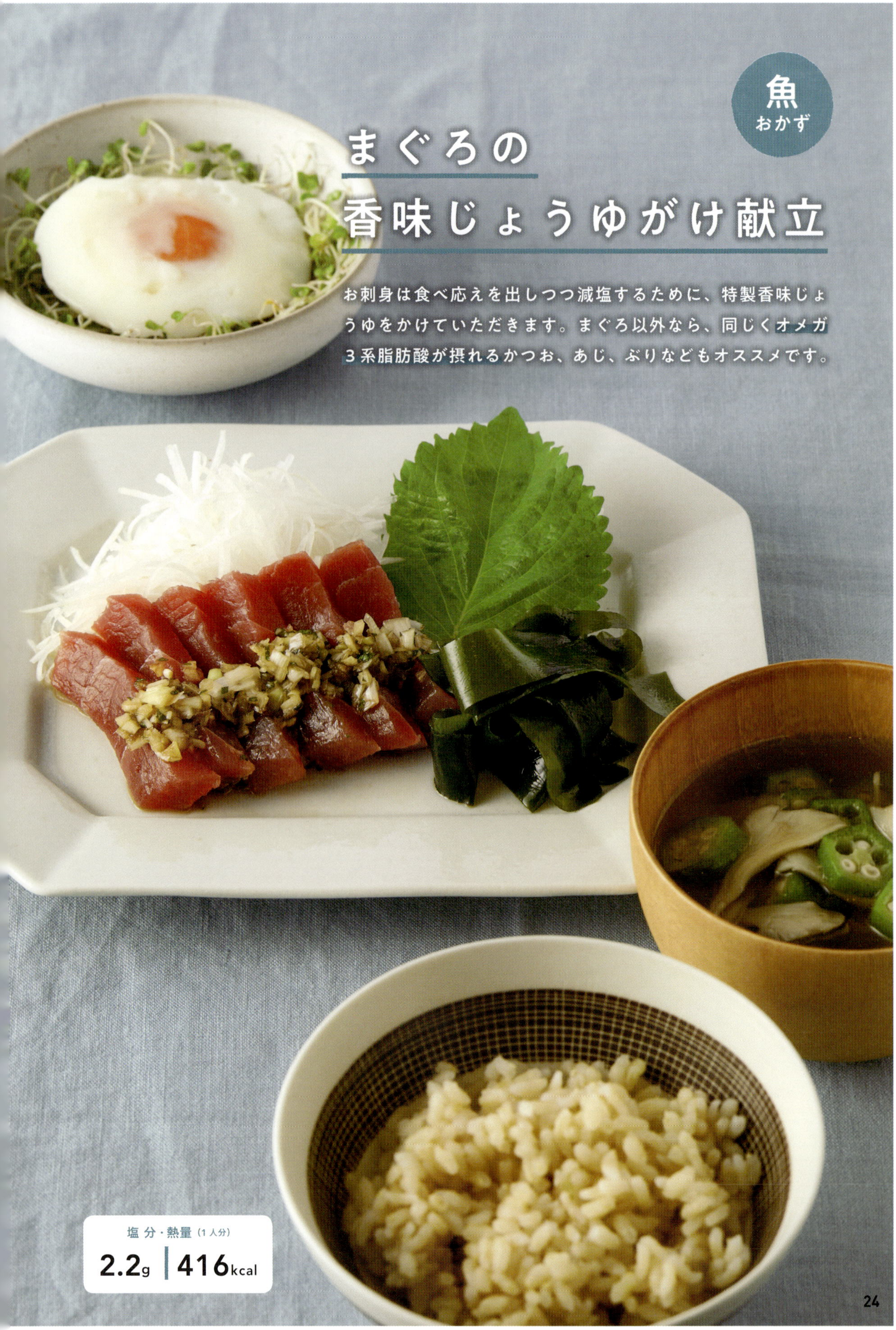

魚
おかず

まぐろの
香味じょうゆがけ献立

お刺身は食べ応えを出しつつ減塩するために、特製香味じょうゆをかけていただきます。まぐろ以外なら、同じくオメガ3系脂肪酸が摂れるかつお、あじ、ぶりなどもオススメです。

塩分・熱量（1人分）
2.2g | 416kcal

副菜　アルギニン　アスパラギン

手作りのとろ〜り温玉をよくからめてめしあがれ

レンジ温泉卵のサラダ

【材料・2人分】

卵…2個
Ⓐ だし…50mℓ
Ⓐ みりん、しょうゆ…各小さじ1
ブロッコリースプラウト…15g

【作り方】

1 耐熱容器に卵を1個割り入れ、かぶるくらいの水を加える。卵黄に楊枝で1ヶ所穴を開ける。ラップをせずに電子レンジで1分加熱し、半熟になれば水分をきる。もう1個も同様に作る。

2 みりんは耐熱容器に入れて、ラップをせずに電子レンジで30秒加熱する。あら熱を取り、Ⓐの残りの材料と合わせる。

3 器にブロッコリースプラウトを盛って❶をのせ、❷をかける。

（1人分 塩分0.6g、熱量89kcal）

主菜　アルギニン　カリウム　マグネシウム　オメガ3系

まぐろの脂肪にはDHA、EPAがたっぷり！

まぐろの香味じょうゆがけ

【材料・2人分】

まぐろ（刺身用）…120g
生わかめ…20g
香味じょうゆ
ねぎ…10g
みょうが…1本
しその葉…1枚
しょうゆ、ごま油、みりん…各小さじ1
大根（皮ごとのせん切り）…40g分
しその葉…2枚

【作り方】

1 まぐろは1cm幅に切る。わかめはさっと湯通しし、食べやすく切る。

2 香味じょうゆの野菜はすべてみじん切りにし、調味料と混ぜ合わせる。

3 器に大根、しそ、わかめ、まぐろを盛り、香味じょうゆをかける。

（1人分 塩分0.7g、熱量102kcal）

主食　カリウム　マグネシウム

発芽玄米ご飯

【材料・2人分】

発芽玄米ご飯…240g

（1人分 塩分0.0g、熱量201kcal）

汁物　オルニチン　カリウム

きのこはえのきやしめじに代えても美味

まいたけとオクラのみそ汁

【材料・2人分】

まいたけ…40g
オクラ…4本（40g）
だし…300mℓ
みそ…小さじ2

【作り方】

1 まいたけは石づきを落としてひと口大にほぐす。オクラは5mm幅の小口切りにする。

2 鍋にまいたけ、だしを入れて2分煮たら、オクラを加えてみそを溶く。

（1人分 塩分0.9g、熱量24kcal）

副菜・汁物を変えてもOK

P.75

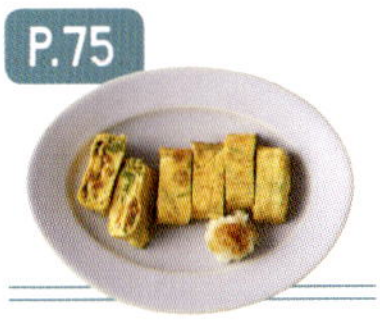

納豆入り卵焼き

アルギニン　シトルリン　マグネシウム

P.83

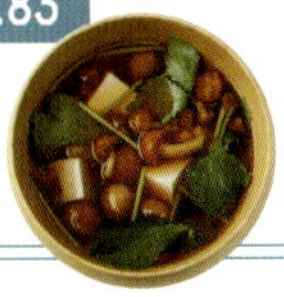

なめこの赤だし汁

アルギニン　オルニチン　アスパラギン　マグネシウム

この献立に含まれる栄養素　アルギニン　オルニチン　シトルリン　アスパラギン　カリウム　マグネシウム　オメガ3系

肉
おかず

煮込みハンバーグ献立

肉にはアルギニンとアスパラギンが豊富。それだけでは栄養が偏るので、野菜やきのこ類、チーズなどで、オルニチンやシトルリンを補いましょう。お酒を一緒に楽しむなら、赤ワインがオススメです。

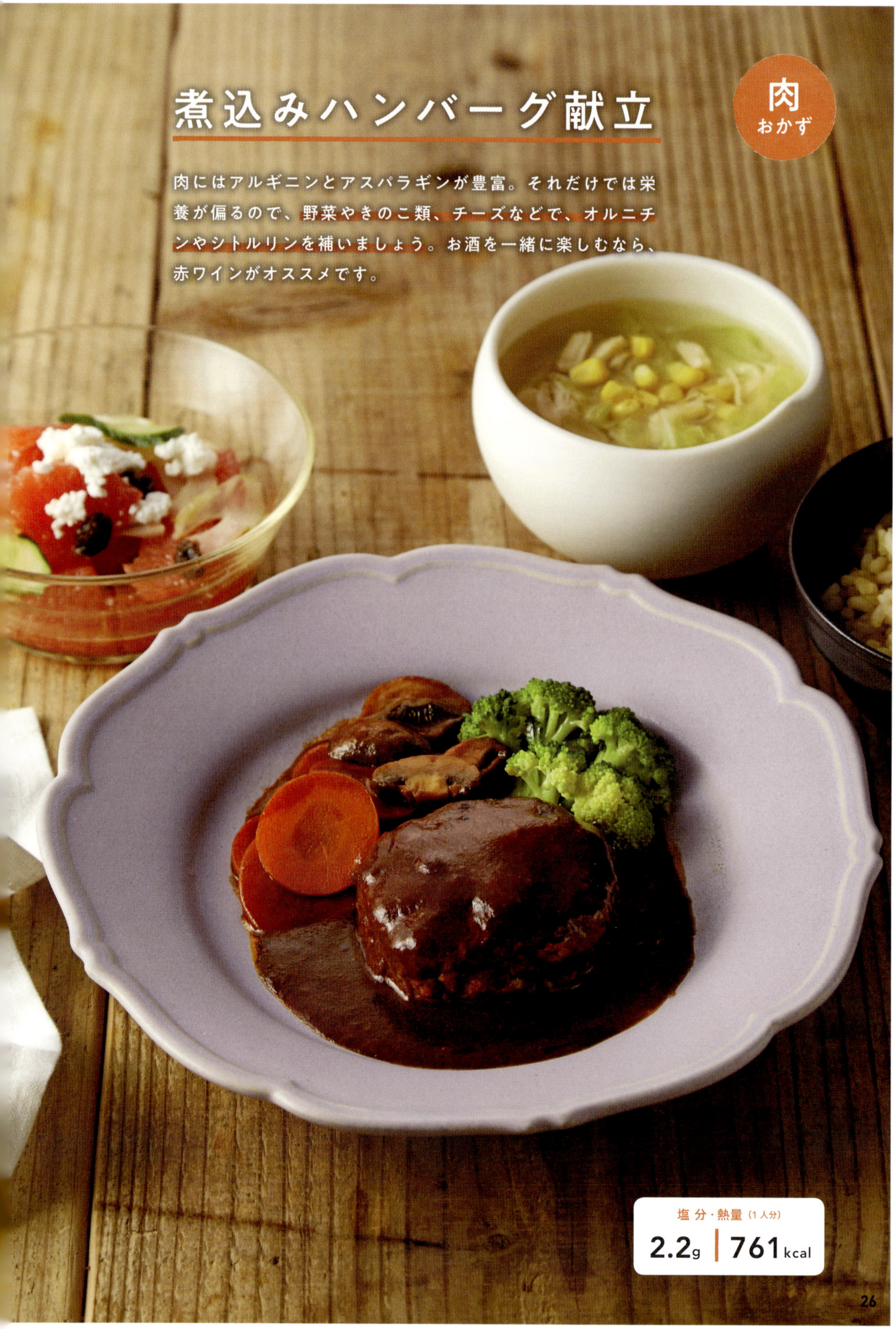

塩分・熱量（1人分）

2.2g | 761kcal

副菜　オルニチン　シトルリン　カリウム

甘みが強いルビーグレープを使うのがコツ

グレープフルーツとセロリのサラダ

【材料・2人分】

- ルビーグレープフルーツ…1個（果肉150g）
- セロリ…75g
- きゅうり…75g
- A
  - オリーブ油…10g
  - レモン汁…小さじ1
  - レーズン…5g
  - 塩…1g
  - こしょう…少々
- カッテージチーズ…15g

【作り方】

1 グレープフルーツは皮をむいて薄皮を外し、房を横半分に切る。セロリときゅうりは斜めに薄切りにする。

2 ボウルにⒶを混ぜ、❶を入れてざっくり混ぜる。

3 器に盛り、カッテージチーズをちらす。

（1人分 塩分 0.6g、熱量 103kcal）

主食　カリウム　マグネシウム

発芽玄米ご飯

【材料・2人分】

発芽玄米ご飯…240g

（1人分 塩分 0.0g、熱量 201kcal）

副菜・汁物を変えてもOK

P.78

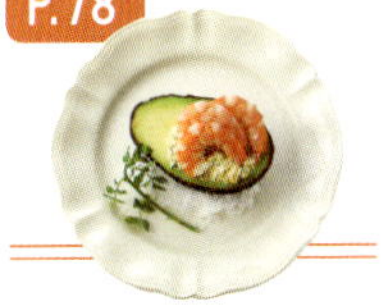

アボカドとえびのタルタルボード

アルギニン　カリウム　マグネシウム

P.84

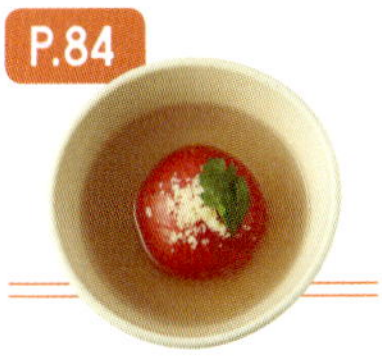

丸ごとトマトのスープ

オルニチン　アスパラギン

主菜　オルニチン　アスパラギン　マグネシウム

赤ワイン入りソースはポリフェノールたっぷり！

煮込みハンバーグ

【材料・2人分】

- 合いびき肉…180g
- 全粒粉パン…20g
- 豆乳（無調整）…15mℓ
- 玉ねぎ（みじん切り）…30g
- バター（上澄み）…15g
- ブロッコリー…40g
- マッシュルーム…4個
- にんじん（皮つき）…40g
- A
  - 塩…0.6g
  - こしょう・ナツメグ…各少々
- 赤ワイン…30mℓ
- デミグラスソース…100g

【作り方】

1 全粒粉パンは細かくちぎり、豆乳に10分ほどつける。玉ねぎはバター5gで炒めて、あら熱を取る。

2 ブロッコリーは小房に分け、ラップをして電子レンジで2分加熱する。マッシュルームは5mm幅に切る。にんじんは3mm幅の輪切りにする。

3 ボウルに❶、Ⓐ、ひき肉を入れてよく混ぜ、2等分にして空気を抜きながら小判形に整える。

4 フライパンに残りのバター（10g）を中火で熱し、❸、マッシュルーム、にんじんを並べ、全面を香ばしく焼く。

5 ❹に赤ワインで溶きのばしたデミグラスソースを加え、ふたをして弱火で10分、途中で裏返しながら煮込む。器に盛り、ブロッコリーを添える。

（1人分 塩分 1.2g、熱量 392kcal）

汁物　アルギニン　マグネシウム

ほたて缶の塩分で仕上げた、優しい味わいが魅力

キャベツとほたて貝のスープ

【材料・2人分】

- キャベツ…60g
- ほたて貝水煮缶…1缶（65g）
- バター（上澄み）…5g
- コーン…20g
- 水…250mℓ
- こしょう…少々

【作り方】

1 キャベツは3cm長さの短冊切りにする。鍋にバターを中火で熱し、キャベツ、コーンの順に炒める。

2 ほたて水煮を缶汁ごと加える。さらに水、こしょうを加えて、5分ほど煮込む。

（1人分 塩分 0.4g、熱量 65kcal）

この献立に含まれる栄養素　アルギニン　オルニチン　シトルリン　アスパラギン　カリウム　マグネシウム　オメガ3系

肉
おかず

山椒風味の和風ステーキ献立

牛肉は良質なたんぱく質と鉄分の宝庫。脂肪分たっぷりの霜降りは避けて、ロースのステーキ肉を選ぶよう心がけましょう。豆乳を使ったみそ汁を添えれば、アスパラギンも摂ることができるのでオススメです。

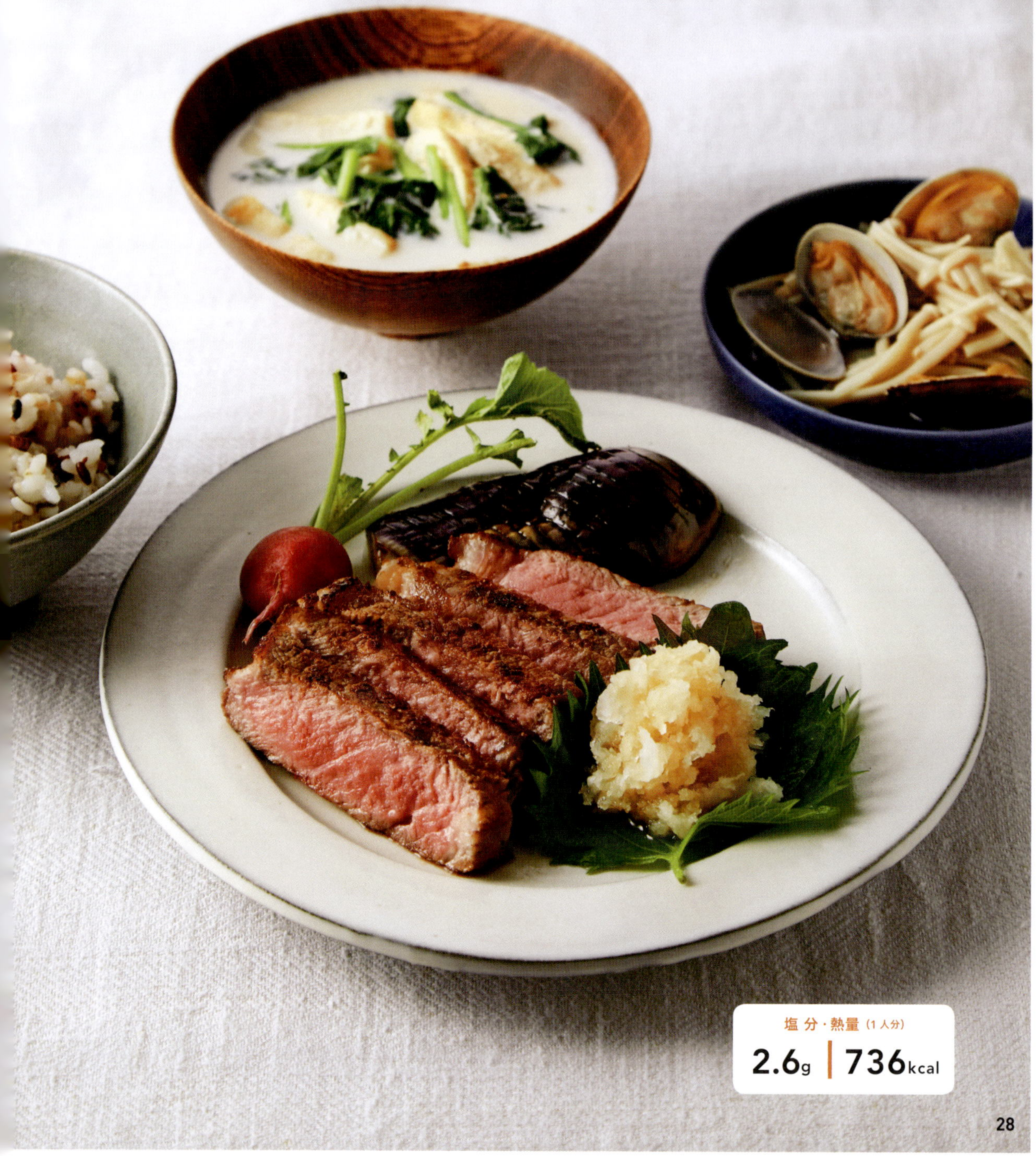

塩分・熱量（1人分）

2.6g | 736kcal

副菜 アルギニン オルニチン カリウム マグネシウム

あさりは鉄分、カルシウムなどのミネラルが豊富

えのきとあさりのワイン蒸し

【材料・2人分】

えのきたけ…100g
あさり…6個（60g）
白ワイン…30mℓ

【作り方】

1. えのきは石づきを落とし、長さを半分に切ってほぐす。あさりは砂抜きして、殻同士こすり合わせて洗う。
2. 鍋にすべての材料を入れてふたをして中火にかけ、あさりの口が開くまで加熱する。

（1人分 塩分 0.7g、熱量 31kcal）

主菜 アルギニン アスパラギン

山椒のピリッと痺れる辛みがクセになる！

山椒風味の和風ステーキ

【材料・2人分】

牛ロース肉（ステーキ用）…180g
なす…1本（100g）
塩…1g
粉山椒…少々
バター（上澄み）…10g
ラディッシュ…2個（18g）
しその葉…2枚
大根おろし（皮ごと）…40g
ぽん酢しょうゆ…大さじ1（作り方P.13参照）

【作り方】

1. 牛肉に塩、粉山椒をまぶす。なすはヘタを落として縦半分に切り、皮目に切り込みを入れる。水に10分ほどさらしてアクを抜く。
2. フライパンにバターを中火で熱し、牛肉を片面2分ずつこんがりと焼く。横でなすも焼く。
3. 器になす、食べやすく切った牛肉、ラディッシュを盛り、しそ、大根おろしをのせ、ぽん酢しょうゆをかける。

（1人分 塩分 1.1g、熱量 429kcal）

主食 カリウム マグネシウム

十七穀米ご飯

【材料・2人分】

十七穀米ご飯…240g

（1人分 塩分 0.0g、熱量 201kcal）

副菜・汁物を変えてもOK

P.70

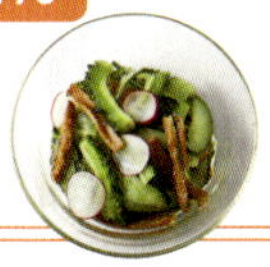

煮あなごときゅうりの和え物

アルギニン シトルリン マグネシウム

P.82

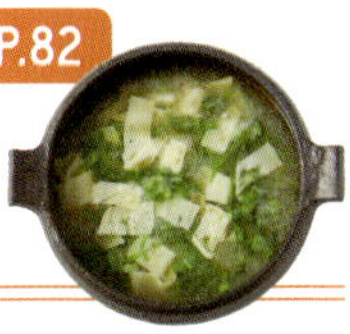

かぶと湯葉のすり流し汁

アスパラギン マグネシウム

汁物 アルギニン アスパラギン カリウム マグネシウム

豆乳が苦手な人にも試してほしい一杯

ほうれん草の豆乳みそ汁

【材料・2人分】

ほうれん草…40g
油揚げ…1/2枚
だし、豆乳（無調整）…各150mℓ
みそ…小さじ2

【作り方】

1. ほうれん草は3cm長さに切る。油揚げは3cm長さの短冊切りにする。
2. 鍋にだしと豆乳を入れてみそを溶き、火にかける。煮たったら❶を加え、さらに1分ほど煮る。

（1人分 塩分 0.8g、熱量 75kcal）

この献立に含まれる栄養素 アルギニン オルニチン シトルリン アスパラギン カリウム マグネシウム オメガ3系

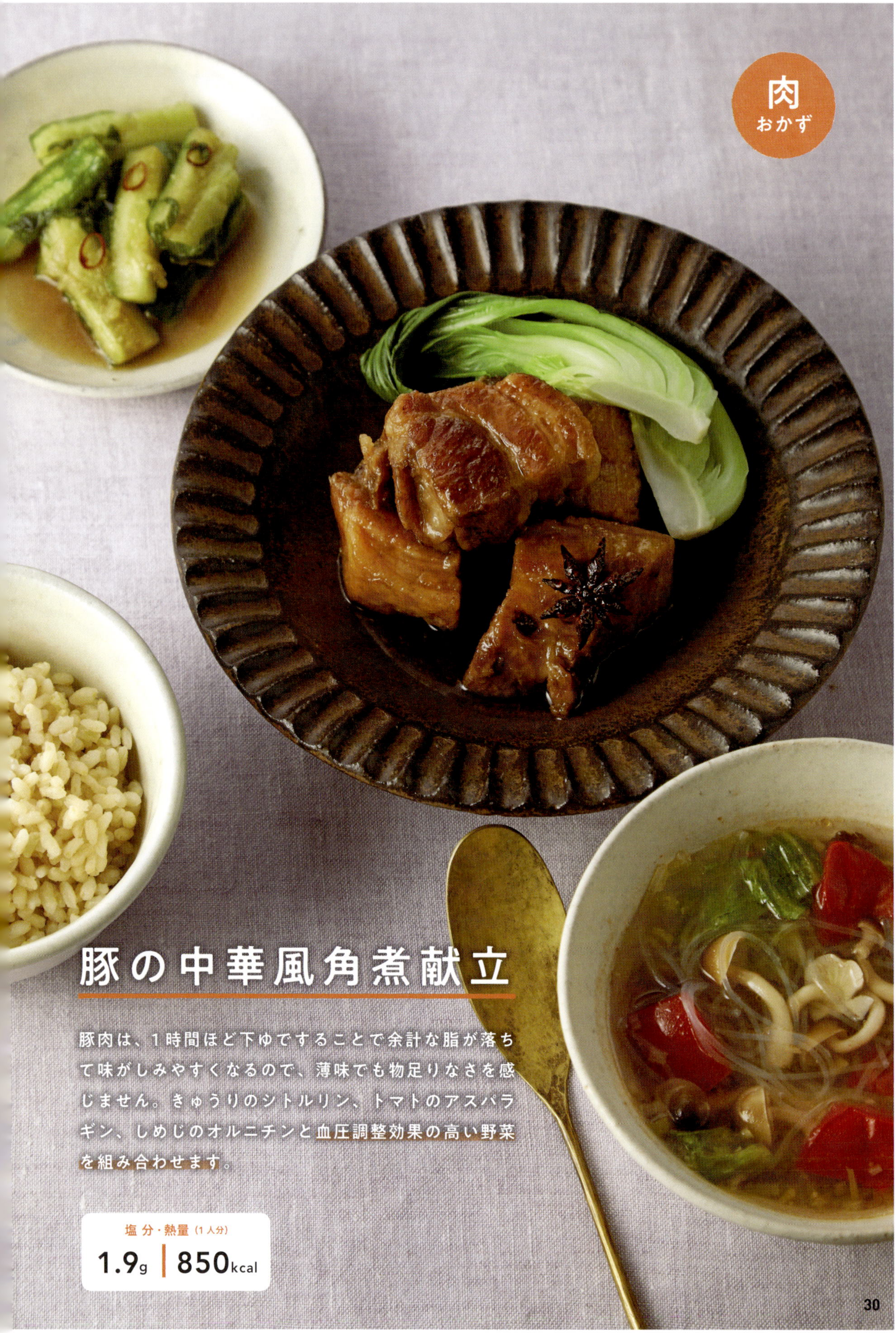

肉
おかず

豚の中華風角煮献立

豚肉は、1時間ほど下ゆですることで余計な脂が落ちて味がしみやすくなるので、薄味でも物足りなさを感じません。きゅうりのシトルリン、トマトのアスパラギン、しめじのオルニチンと血圧調整効果の高い野菜を組み合わせます。

塩分・熱量（1人分）

1.9g | 850kcal

副菜 シトルリン カリウム

酸味と辛味のバランスが絶妙な一品

ピリ辛たたききゅうり

【材料・2人分】

きゅうり…1本
しその葉…1枚
みりん…小さじ2
唐辛子（輪切り）…1/3本分
酢、ごま油、しょうゆ…各小さじ1

【作り方】

1 きゅうりは表面の凹凸をこそげてヘタを落とし、縦半分に切って4cm長さに切り、めん棒などで軽く叩いて割る。しそは細切りにする。みりんは電子レンジで15秒加熱し、あら熱を取る。

2 すべての材料をポリ袋に入れ、手で軽く揉んで10分ほどおく。

（1人分 塩分 0.2g、熱量 33kcal）

主食 カリウム マグネシウム

発芽玄米ご飯

【材料・2人分】

発芽玄米ご飯…240g

（1人分 塩分 0.0g、熱量 201kcal）

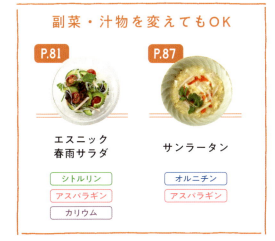

副菜・汁物を変えてもOK

P.81

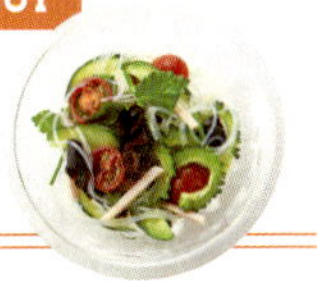

エスニック春雨サラダ

シトルリン アスパラギン カリウム

P.87

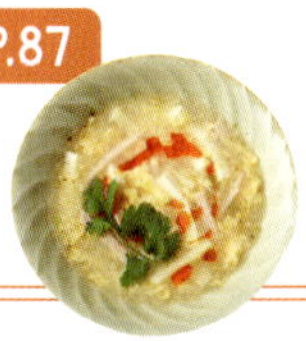

サンラータン

オルニチン アスパラギン

主菜 アルギニン アスパラギン

しっかりした下ゆでが、おいしく仕上げる秘訣

豚の中華風角煮

【材料・2人分】

豚ばらブロック肉…250g
A 水…100mℓ
A みりん…大さじ4
A 白ワイン…大さじ1
A しょうゆ…小さじ2
A 八角…1個
A しょうが（皮付きの薄切り）…5g
ごま油…小さじ1/2
チンゲンサイ…1/2株（60g）

【作り方】

1 豚肉は4cm角に切って鍋に入れ、かぶるくらいまで水を入れて中火で1時間ほどゆでる。取り出して表面の水分をふき取り、フライパンにごま油を中火で熱して肉の全面をこんがりと焼く。

2 鍋にAと豚肉を入れ、ふたをして中火で10分ほど煮る。水分を飛ばしながらときどき裏返し、煮汁にとろみが付いてくるまで煮からめる。

3 チンゲンサイは8つ割りしてラップで包み、電子レンジで2分加熱する。豚肉とともに器に盛る。

（1人分 塩分 1.0g、熱量 554kcal）

汁物 オルニチン アスパラギン

こってり主菜によく合う、爽やかな味わい

トマトとしめじの春雨入り中華スープ

【材料・2人分】

トマト…60g
しめじ…30g
春雨…20g
レタス…20g
ごま油…小さじ1
ねぎ（あらみじん切り）…10g
しょうが（みじん切り）…3g
白ワイン…大さじ1
A 水…300mℓ
A 中華スープの素、塩…各1g
A こしょう…少々

【作り方】

1 トマトは2cm角、レタスは2cm四方に切り、しめじは石づきを取ってほぐす。春雨はさっと湯通しして5cm長さに切る。

2 鍋にごま油を中火で熱し、ねぎとしょうがを炒め、白ワインを加えてアルコール分を飛ばす。

3 ❷にA、❶を加えて中火で1〜2分煮る。

（1人分 塩分 0.7g、熱量 62kcal）

この献立に含まれる栄養素
アルギニン オルニチン シトルリン アスパラギン カリウム マグネシウム オメガ3系

肉
おかず

鶏の照り焼き献立

普通はしょうゆや砂糖をたっぷり使って甘辛く仕上げる照り焼きですが、減塩食では注意が必要。ペーパーで余分な脂を丁寧にふき取ってから煮からめれば、最小限の調味料でも味がしっかりしみ込みます。

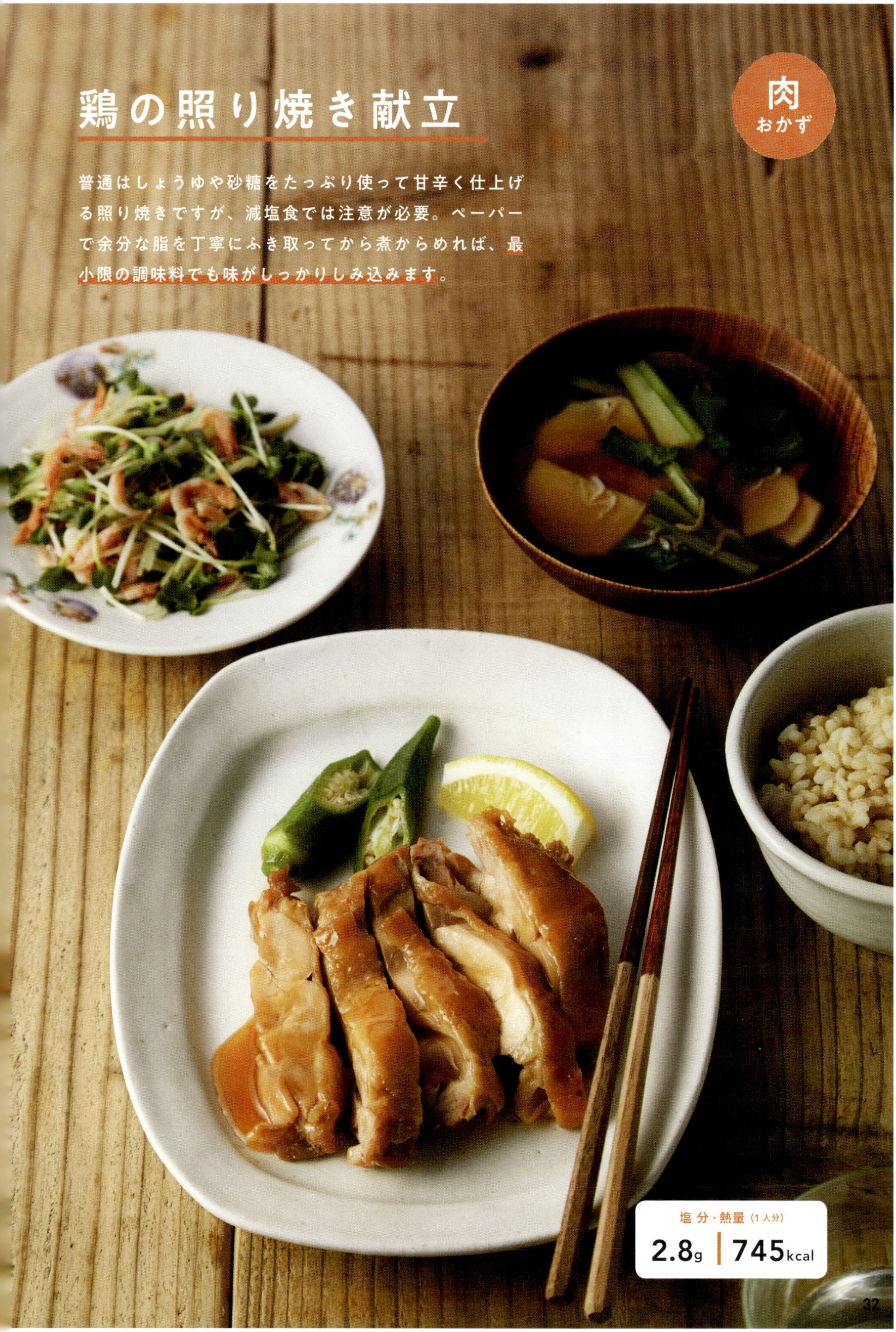

塩分・熱量（1人分）

2.8g | 745kcal

副菜 アルギニン アスパラギン カリウム マグネシウム

梅肉とごまが生み出す豊かな風味の一皿

貝われ大根と桜えびのサラダ

【材料・2人分】

貝われ大根…60g
桜えび（釜揚げ）…5g
きゅうり…40g
しその葉…1枚
みょうが…1本

Ⓐ
ごま油…小さじ2
白すりごま、みりん…各小さじ1
梅肉…4g
しょうゆ…小さじ1/2

【作り方】

1 きゅうりは細切り、しそとみょうがはせん切りにする。

2 みりんは耐熱容器に入れ、ラップをかけずに電子レンジで15秒熱してあら熱を取る。Ⓐの梅肉はたたき、残りのⒶと混ぜる。

3 すべての材料をざっくり混ぜる。

（1人分 塩分 0.7g、熱量 45kcal）

主菜 アルギニン アスパラギン

酒の代わりに白ワインで、さっぱりと仕上げます

鶏の照り焼き

【材料・2人分】

鶏もも肉…300g

Ⓐ
みりん…大さじ3
白ワイン…大さじ1
しょうゆ…小さじ2

ごま油…小さじ1/2
オクラ…2本40g
レモン（くし形切り）…2切れ

【作り方】

1 鶏肉は皮目に包丁の先端を刺し、何ヶ所か切り込みを入れる。

2 フライパンにごま油を中火で熱する。鶏の皮目を下にして5分ほどこんがりと焼き、余分な脂が出たらキッチンペーパーでふき取る。裏返してさらに5分、身側を焼く。

3 Ⓐを加えて、鶏肉にからめながら煮る。煮汁にとろみがついてきたら肉を取り出し、食べやすく切り分けて器に盛る。

4 オクラはヘタの周りをむき、斜め半分に切る。耐熱皿に入れて❸の煮汁をかけてラップをし、電子レンジで1分加熱する。レモンとともに器に添える。

（1人分 塩分 1.1g、熱量 473kcal）

主食 カリウム マグネシウム

発芽玄米ご飯

【材料・2人分】

発芽玄米ご飯…240g

（1人分 塩分 0.0g、熱量 201kcal）

汁物 アスパラギン

βカロチンが豊富なかぶの葉も一緒に

かぶと菜っ葉のみそ汁

【材料・2人分】

かぶ（葉付き）…1個（80g）
だし…300mℓ
ちりめんじゃこ…5g
みそ…小さじ2

【作り方】

1 かぶは茎を落とし、縦半分に切って端から3mm幅に切る。茎は3cm長さに切る。

2 鍋にだしを沸かしてかぶと茎、じゃこを入れて2〜3分煮る。みそを溶く。

（1人分 塩分 1.0g、熱量 26kcal）

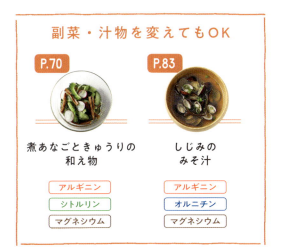

副菜・汁物を変えてもOK

P.70

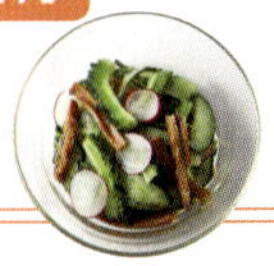

煮あなごときゅうりの和え物

アルギニン シトルリン マグネシウム

P.83

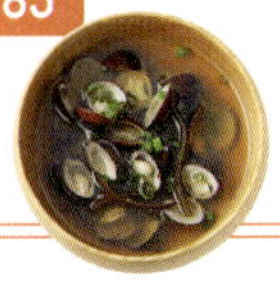

しじみのみそ汁

アルギニン オルニチン マグネシウム

この献立に含まれる栄養素

アルギニン オルニチン シトルリン アスパラギン カリウム マグネシウム オメガ3系

ロールキャベツ献立

肉
おかず

うまみ満点のロールキャベツには、トマトのサラダを添えて減塩しつつアスパラギンを補給。パンはクルミなどのナッツ類が入っているものを選ぶと、より多くのマグネシウム、カリウムを摂ることができます。

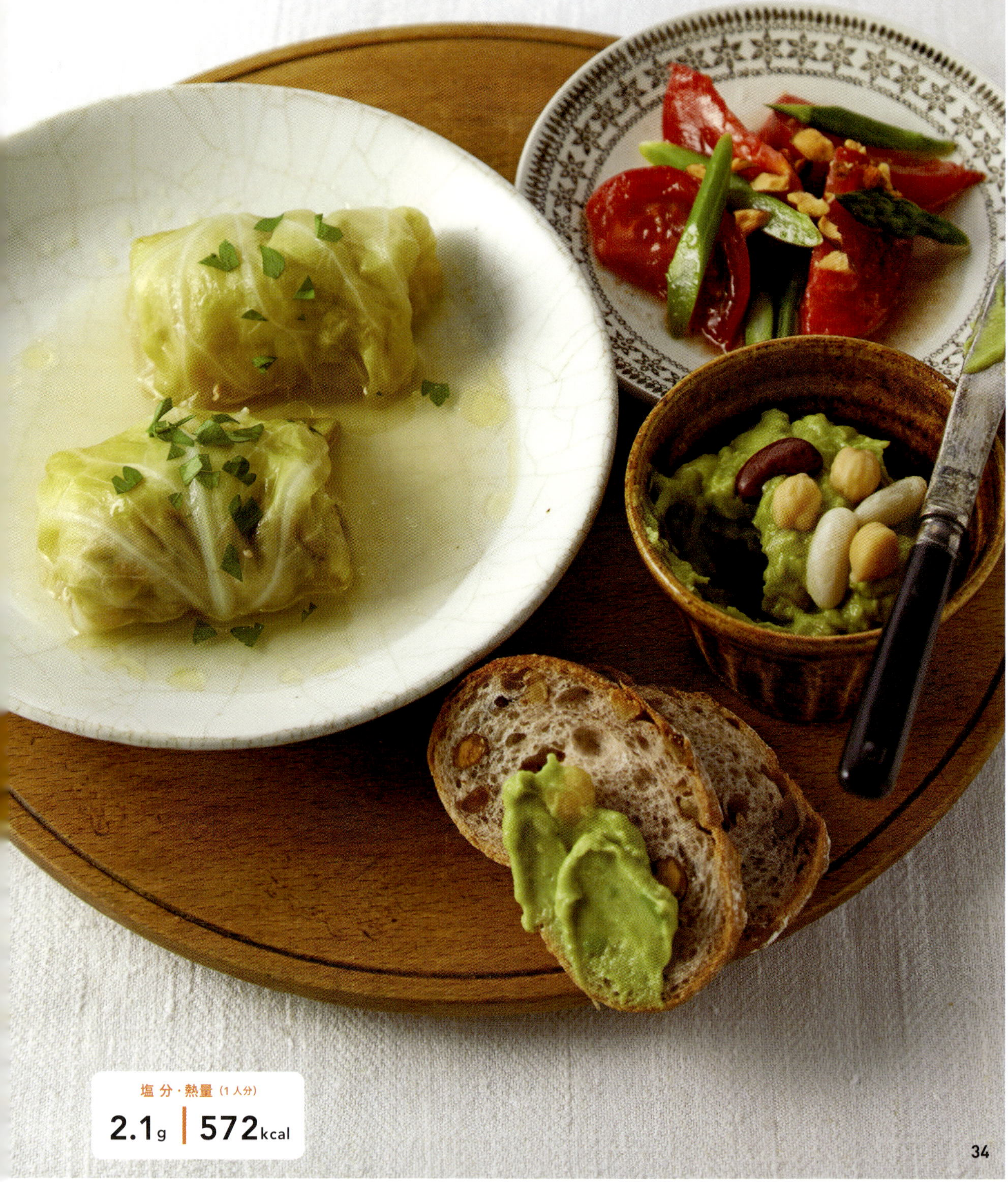

塩分・熱量（1人分）

2.1g | 572kcal

副菜　アルギニン　カリウム

ミックスビーンズは買い置きしておくと便利

豆入りアボカドディップ

【材料・2人分】

アボカド
　…1個（正味120g）
ミックスビーンズ
　水煮…40g
レモン汁…小さじ1
塩…1g
こしょう…少々
オリーブ油…5g

【作り方】

1 アボカドはヘタを取って種に沿うように縦に包丁を一周入れ、両手で反対方向にひねって実を分ける。包丁の刃元を刺して種を取り、手でめくるように皮をむく。レモン汁をかけ、塩、こしょう、オリーブ油を加え、ねっとりするまでフォークで潰しながら混ぜる。

2 ミックスビーンズを少し残して❶に混ぜ、器に盛って残りを飾る。

（1人分 塩分 0.5g、熱量 166kcal）

主食　カリウム　マグネシウム

全粒粉パン

【材料・2人分】

好みの全粒粉パン…70g

（1人分 塩分 0.4g、熱量 91kcal）

副菜・汁物を変えてもOK

P.71

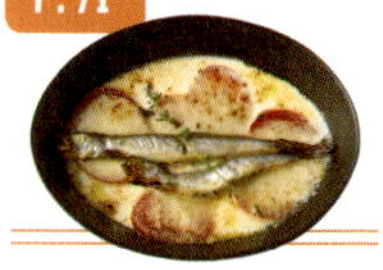

ししゃもとトマトのチーズ焼き

アルギニン　オルニチン　アスパラギン　マグネシウム

P.74

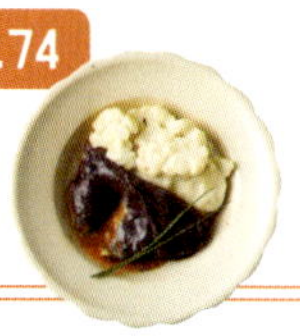

ポーチドエッグの赤ワイン煮　カリフラワーのクリーム煮添え

アルギニン　アスパラギン　マグネシウム

主菜　アルギニン　アスパラギン

キャベツの代わりに白菜で作るのもオススメ

ロールキャベツ

【材料・2人分】

合いびき肉…120g
キャベツの葉…4枚
玉ねぎ…30g
バター（上澄み）…5g
全粒粉パン…10g
豆乳（無調整）…10g
こしょう…少々

Ⓐ
水…250ml
白ワイン…大さじ1
チキンブイヨンの素、塩
　…各1g
こしょう…少々
ローリエ…1枚

イタリアンパセリ（あれば）
　…少々

【作り方】

1 キャベツはゆでて、太い葉脈をそぎ落とす。玉ねぎはみじん切りにして、バターで炒めてあら熱を取る。全粒粉のパンは細かくちぎり、豆乳に浸して10分おく。

2 ボウルにひき肉、玉ねぎ、❶のパン、こしょうを入れてよく混ぜ、4等分して丸める。

3 広げたキャベツの手前側に❷を1つのせ、ひと巻きしてから葉の左側を内側に折る。さらに手前から奥に向けて、最後までしっかりと巻く。葉の右側を煮崩れないように隙間に詰め込む。残り3つの❷も同様に作る。

4 鍋に❸を並べ、Ⓐを入れてふたをして40分ほど煮込む。器に盛り、イタリアンパセリをちぎってちらす。

（1人分 塩分 0.9g、熱量 239kcal）

副菜　アスパラギン　カリウム

老化を防ぐビタミンEが豊富なピーナツオイルで

トマトとアスパラのサラダ

【材料・2人分】

トマト…1個（120g）
アスパラガス
　…2本（30g）
炒ったアーモンド…5g
ピーナツオイル…10g
レモン汁…小さじ1
塩…0.6g
こしょう…少々

【作り方】

1 トマトはくし形に切る。アスパラガスは根元を2cmほど切り落とす。ピーラーで皮を薄くむき、斜め4cm長さに切って水にくぐらせ、ラップをして電子レンジで2分加熱する。アーモンドはあらく砕く。

2 すべての材料を混ぜ合わせる。

（1人分 塩分 0.3g、熱量 76kcal）

この献立に含まれる栄養素　アルギニン　オルニチン　シトルリン　アスパラギン　カリウム　マグネシウム　オメガ3系

こんにゃく入りポトフ献立

野菜
おかず

鶏肉には血行を促進するアルギニンや、カリウムやマグネシウムを細胞に運んで血圧を正常化するアスパラギンが豊富。ミネラル豊富な全粒粉パンや発芽玄米ご飯を合わせると、高血圧予防効果がアップします。

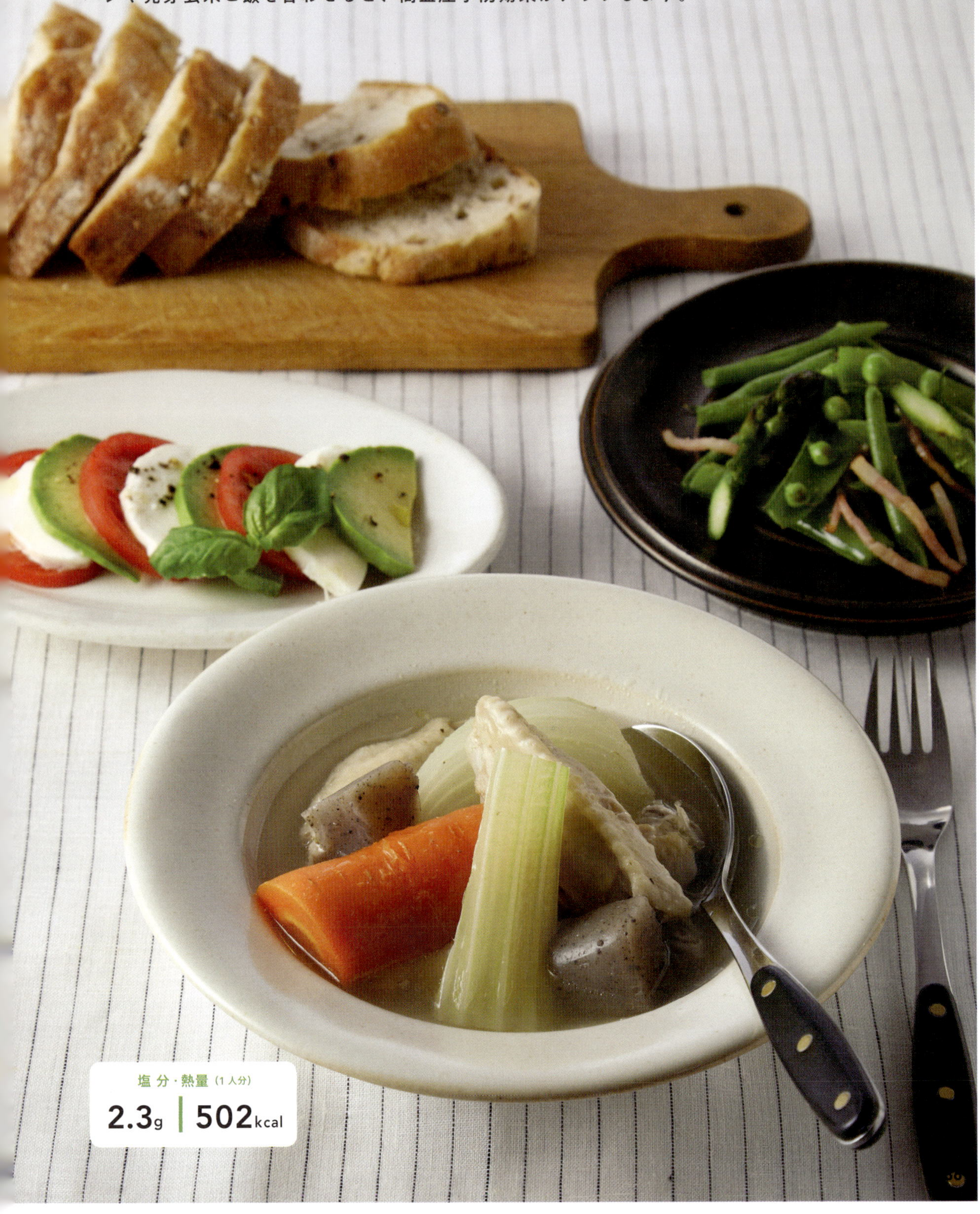

塩分・熱量（1人分）

2.3g | 502kcal

副菜 オルニチン アスパラギン

えごま油や亜麻仁油を使うとさらに◎

アボカド入りカプレーゼ

【材料・2人分】

モッツァレラチーズ…60g
トマト…1個（100g）
アボカド…1/2個（60g）
塩…0.3g
こしょう…少々
オリーブ油…小さじ1
バジルの葉（あれば）…少々

【作り方】

1 モッツァレラチーズ、ヘタを取ったトマト、種を取り皮をむいたアボカド（アボカドの下処理について詳しくはP.35「豆入りアボカドディップ」参照）は5㎜幅の半月切りにする。

2 器に❶を1枚ずつ順に並べ、塩、こしょう、オリーブ油をかけ、バジルを飾る。

（1人分 塩分 0.3g、熱量 158kcal）

主菜 アルギニン アスパラギン

骨付き肉のうまみが野菜にたっぷり染み込みます

こんにゃく入りポトフ

【材料・2人分】

玉ねぎ…1/2個（100g）
にんじん…50g
セロリ…30g
こんにゃく…50g
骨付き鶏手羽肉…150g
水…400㎖
塩、チキンブイヨンの素…各1g
ローリエ…1枚

【作り方】

1 玉ねぎは縦半分に切る。にんじん、セロリは皮付きのまま縦半分に切る。こんにゃくは手でちぎってさっとゆでる。

2 鍋にすべての材料を入れて火にかけ、アクが出てきたら取り除き、弱火で30分ほど煮込む。

（1人分 塩分 0.9g、熱量 181kcal）

主食 カリウム マグネシウム

全粒粉パン

【材料・2人分】

好みの全粒粉パン…70g

（1人分 塩分 0.4g、熱量 91kcal）

副菜・汁物を変えてもOK

P.69

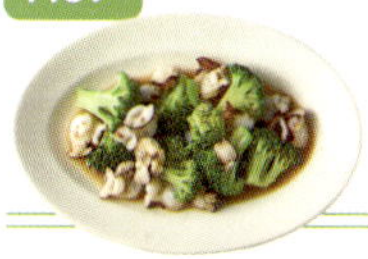

たこのジンジャーガーリック炒め

アルギニン
アスパラギン
マグネシウム

P.71

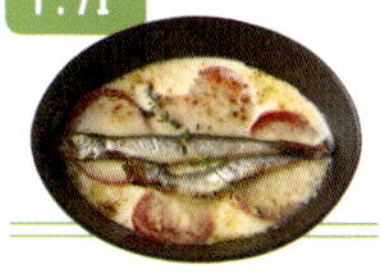

ししゃもとトマトのチーズ焼き

アルギニン
オルニチン
アスパラギン
マグネシウム

副菜 アルギニン アスパラギン

アスパラギンが豊富な野菜をセットに！

アスパラといんげんのベーコンソテー

【材料・2人分】

アスパラガス…2本（30g）
いんげん…30g
スナップえんどう…30g
ベーコン…1枚（20g）
バター（上澄み）…5g
塩…1g
こしょう…少々

【作り方】

1 アスパラガスは根元を2cmほど切り落とし、かたい皮をむいて斜め5㎝長さに切る。いんげん、スナップえんどうは筋を取り、5㎝長さに切る。スナップえんどうは開く。ベーコンは細切りにする。

2 フライパンにバターを中火で熱し、ベーコンを炒める。アスパラガス、いんげん、スナップえんどうを加えて炒め、塩、こしょうで調味する。

（1人分 塩分 0.7g、熱量 72kcal）

この献立に含まれる栄養素

アルギニン オルニチン シトルリン アスパラギン カリウム マグネシウム オメガ3系

野菜
おかず

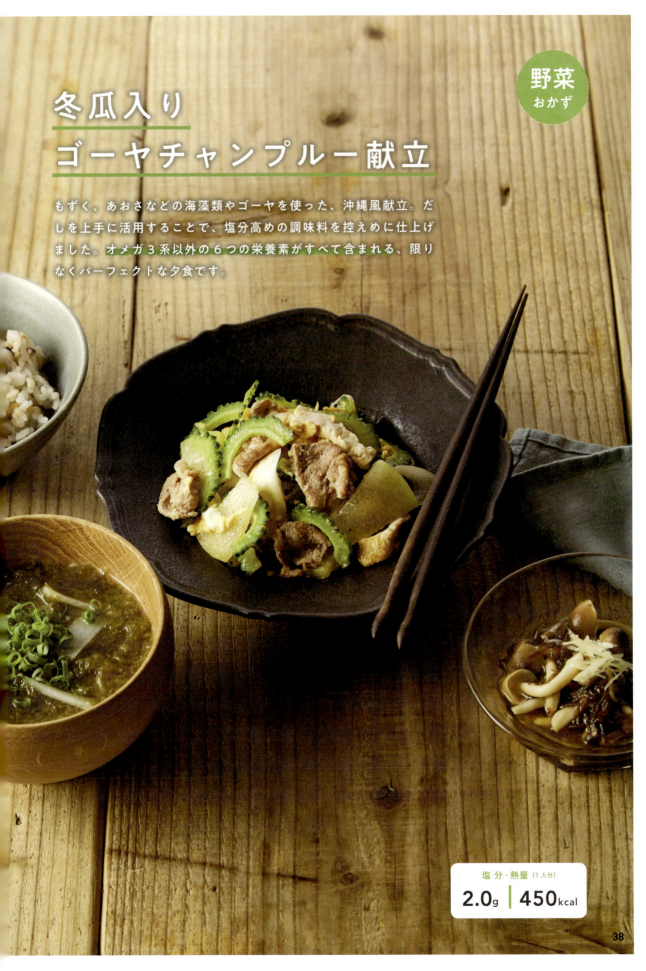

冬瓜入り
ゴーヤチャンプルー献立

もずく、あおさなどの海藻類やゴーヤを使った、沖縄風献立。だしを上手に活用することで、塩分高めの調味料を控えめに仕上げました。オメガ3系以外の6つの栄養素がすべて含まれる、限りなくパーフェクトな夕食です。

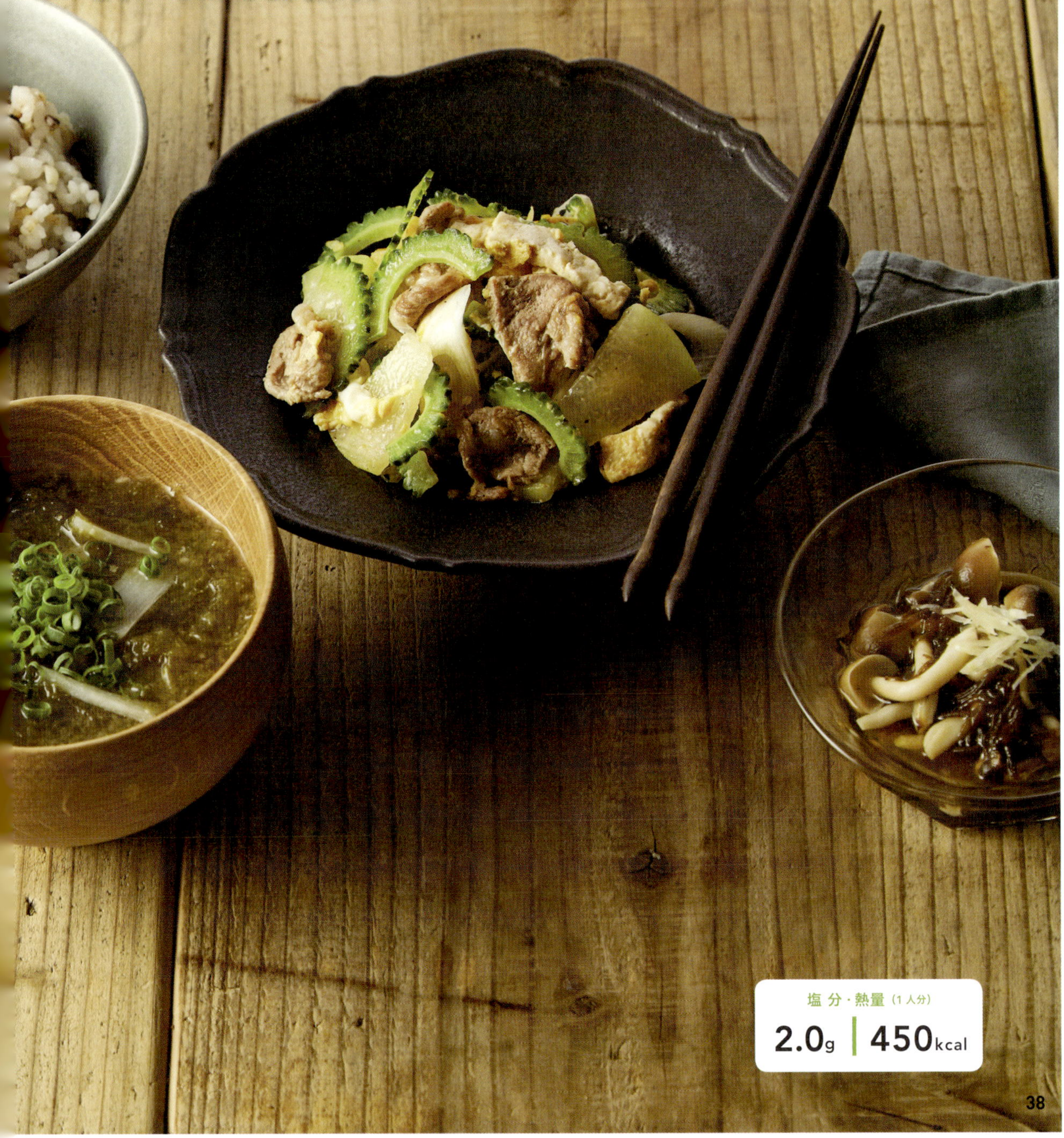

塩分・熱量（1人分）

2.0g | 450kcal

副菜 オルニチン カリウム マグネシウム

味付けもずくのアレンジ小鉢をめしあがれ

もずくときのこの和え物

【材料・2人分】

もずく酢（味付き）…1パック（70g）
しめじ…50g
白ワイン…大さじ2
針しょうが…1g

【作り方】

1 しめじは石づきを落としてほぐし、鍋に白ワインとともに入れて中火で煎りながら煮る。水分がなくなったら火を止めて冷ます。

2 もずく酢と❶を混ぜ合わせる。器に盛り、針しょうがを上にのせる。

（1人分 塩分 0.1g、熱量 17kcal）

主食 カリウム マグネシウム

発芽玄米ご飯

【材料・2人分】

発芽玄米ご飯…240g

（1人分 塩分 0.0g、熱量 201kcal）

副菜・汁物を変えてもOK

P.68

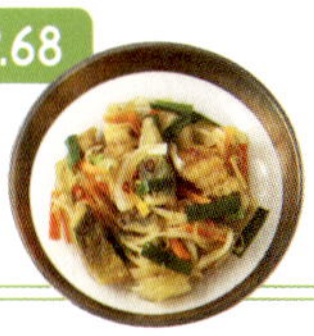

あじの南蛮漬け

アルギニン アスパラギン オメガ3系

P.82

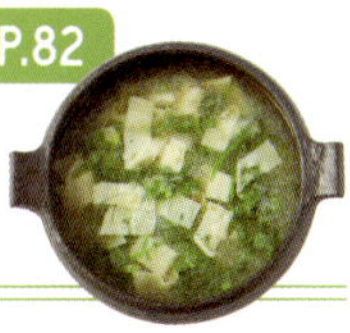

かぶと湯葉のすり流し汁

アスパラギン マグネシウム

主菜 アルギニン シトルリン アスパラギン カリウム マグネシウム

5つの栄養素が詰まった優等生おかず！

冬瓜入りゴーヤチャンプルー

【材料・2人分】

ゴーヤ…100g
冬瓜…50g
ねぎ…50g
豚肩ロース薄切り肉…50g
木綿豆腐…100g
卵…1個
ごま油…小さじ2
Ⓐ だし、みりん…各大さじ1
Ⓐ しょうゆ…小さじ1
Ⓐ 塩…0.6g
Ⓐ こしょう…少々

【作り方】

1 ゴーヤは縦半分に切ってワタと種をスプーンで取り除き、2㎜幅の半月切りにする。冬瓜は皮を薄くむいて3㎜厚さのくし形に切り、ねぎは斜め切りにする。豚肉は3cm長さに、豆腐は5mm厚さの拍子木切りにする。卵は溶いておく。

2 フライパンにごま油を中火で熱し、豆腐と豚肉を入れて焼き色をつけながら炒める。ねぎ、ゴーヤ、冬瓜を加えてさらに炒める。

3 Ⓐを加えて調味して、卵を加えて大きく混ぜる。

（1人分 塩分 0.9g、熱量 202kcal）

汁物 カリウム マグネシウム

海藻類は水溶性食物繊維とミネラルがたっぷり

長いも入りあおさ汁

【材料・2人分】

長いも…40g
だし…300㎖
みそ…小さじ2
あおさ…3g
万能ねぎ（小口切り）…1g

【作り方】

1 長いもは2mm厚さの短冊切りにする。

2 鍋にだしと❶を入れて5分火を通し、みそを溶き入れあおさを加える。椀によそい、万能ねぎを散らす。

（1人分 塩分 1.0g、熱量 30kcal）

この献立に含まれる栄養素 アルギニン オルニチン シトルリン アスパラギン カリウム マグネシウム オメガ3系

大豆入りレバにら炒め献立

野菜
おかず

大豆は肉に匹敵する高たんぱく食材であり、さらに血圧を正常化する栄養素も豊富。クセがないので、濃厚なレバにら炒めによく合います。ジューシーなおかずスープと一緒にどうぞ。

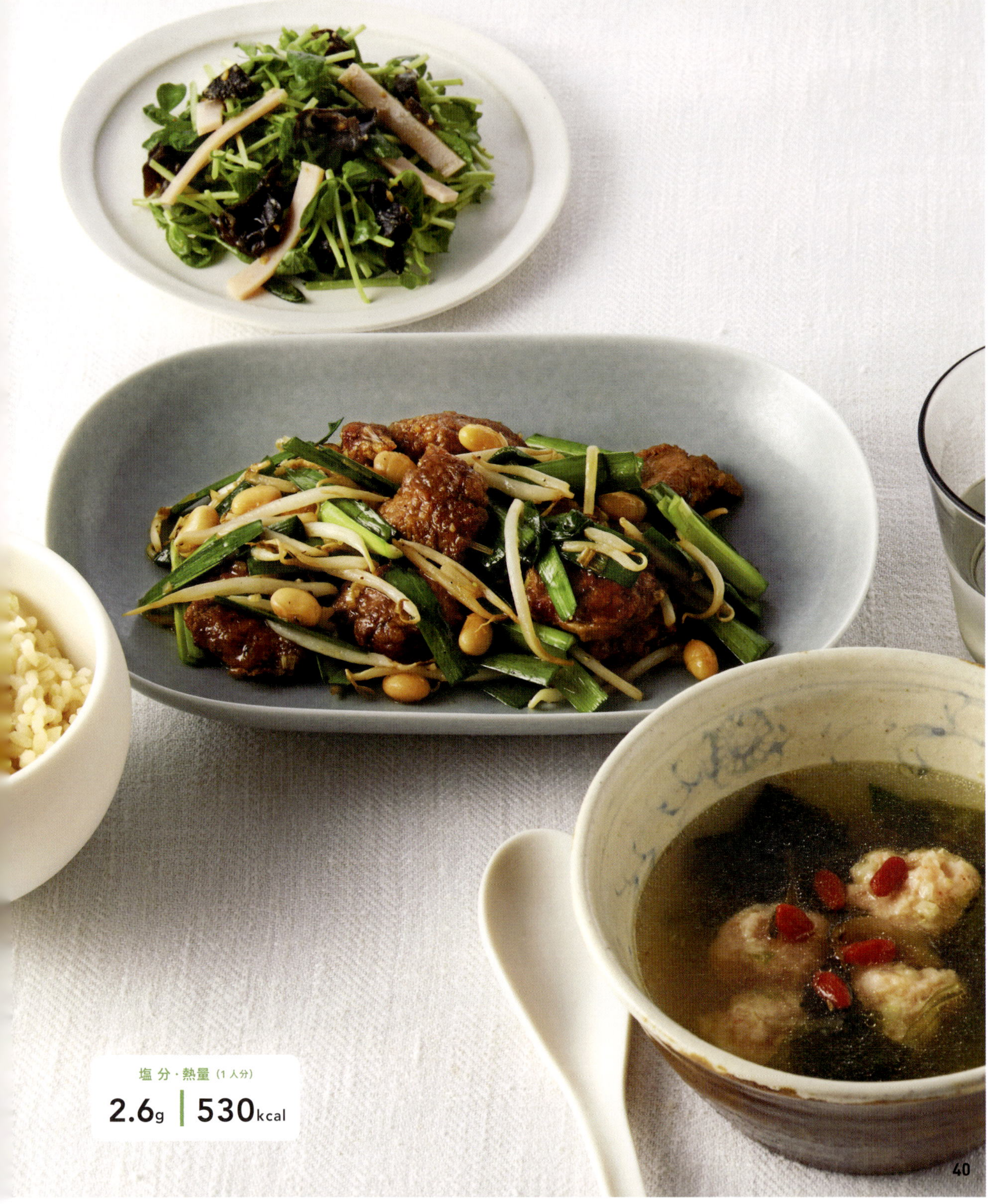

塩分・熱量（1人分）
2.6g | 530kcal

副菜 アルギニン アスパラギン

ビタミンの宝庫・豆苗を存分に味わって

豆苗ときくらげのサラダ

【材料・2人分】

豆苗…60g
乾燥きくらげ…2g
ロースハム…1枚（15g）
Ⓐ 白すりごま、ごま油、しょうゆ、
　レモン汁、酢…各小さじ1
　マスタード…3g

【作り方】

1 豆苗は4cm長さに切る。きくらげは水に30分ほどつけて戻し、1cm幅に切る。ハムは半分に切り、横5mm幅に切る。

2 ボウルにⒶを合わせ、❶を加えて和える。

（1人分 塩分 0.6g、熱量 50kcal）

汁物 アルギニン カリウム マグネシウム

プリプリのえびは、しっとりたけのこと好相性

えび団子と海藻のスープ

【材料・2人分】

えび団子
　むきえび…100g
　みりん…小さじ1
　塩…0.6g
　たけのこ
　（水煮のあらみじん切り）
　　…20g
　ねぎ（あらみじん切り）
　　…5g
乾燥海藻ミックス…2g
ごま油…小さじ1
しょうが（みじん切り）…2g
Ⓐ 水…300mℓ
　白ワイン、しょうゆ
　　…各小さじ1
　中華スープの素…1g
　こしょう…少々
クコの実（あれば）…3g

【作り方】

1 フードプロセッサーに団子のえび、みりん、塩を入れて撹拌し、たけのこ、ねぎとともにボウルに入れて混ぜ、8等分にして団子状に丸める。

2 海藻ミックスは水で3分戻して、水分をきる。

3 鍋にごま油としょうがを中火で熱し、Ⓐを入れ、❶とクコの実を入れて2分ほど煮る。❷を入れ、さらに煮立てる。

（1人分 塩分 1.1g、熱量 78kcal）

主菜 アルギニン アスパラギン カリウム マグネシウム

立ちくらみや冷えが気になったらレバーで貧血予防

大豆入りレバにら炒め

【材料・2人分】

鶏レバー…150g
にら…40g
大豆（水煮）…30g
にんにく（みじん切り）…2g
ねぎ（あらみじん切り）…10g
もやし…60g
こしょう…少々
片栗粉…大さじ2
ごま油…大さじ1
Ⓐ みりん…大さじ1
　オイスターソース、
　　しょうゆ…各小さじ1
　こしょう…少々

【作り方】

1 レバーは血管や筋を取り除いて冷水で洗い、キッチンペーパーで水分を取って、こしょうと片栗粉をまぶす。にらは4cm長さに切る。

2 フライパンにごま油大さじ1/2を中火で熱し、レバーをこんがり焼いて一旦取り出す。

3 同じフライパンに残りのごま油（大さじ1/2）を中火で熱し、にんにくとねぎを炒め、大豆ともやしを加えて軽く炒める。レバーを戻し入れ、Ⓐとにらを加えて大きく混ぜ合わせる。

（1人分 塩分 0.9g、熱量 201kcal）

主食 カリウム マグネシウム

発芽玄米ご飯

【材料・2人分】

発芽玄米ご飯…240g

（1人分 塩分 0.0g、熱量 201kcal）

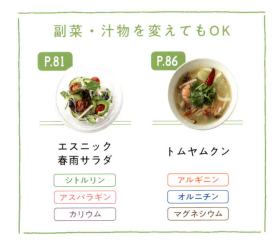

副菜・汁物を変えてもOK

P.81

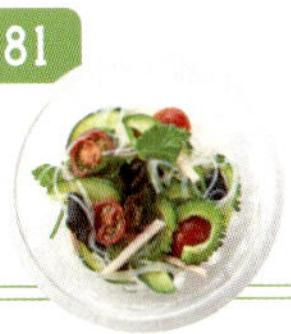

エスニック
春雨サラダ

シトルリン　アスパラギン　カリウム

P.86

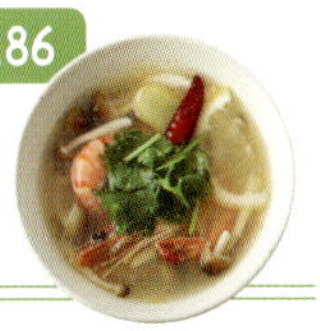

トムヤムクン

アルギニン　オルニチン　マグネシウム

この献立に含まれる栄養素
アルギニン　オルニチン　シトルリン　アスパラギン　カリウム　マグネシウム　オメガ3系

小松菜ともずくのかき揚げ献立

野菜
おかず

もずくを使った沖縄風のかき揚げがメイン。もずくにたくさん含まれるマグネシウムやカリウムは、血栓や動脈硬化を予防する働きがあります。やさしい味がついているので、天つゆは使わずレモンを絞ってさっぱりといただきます。

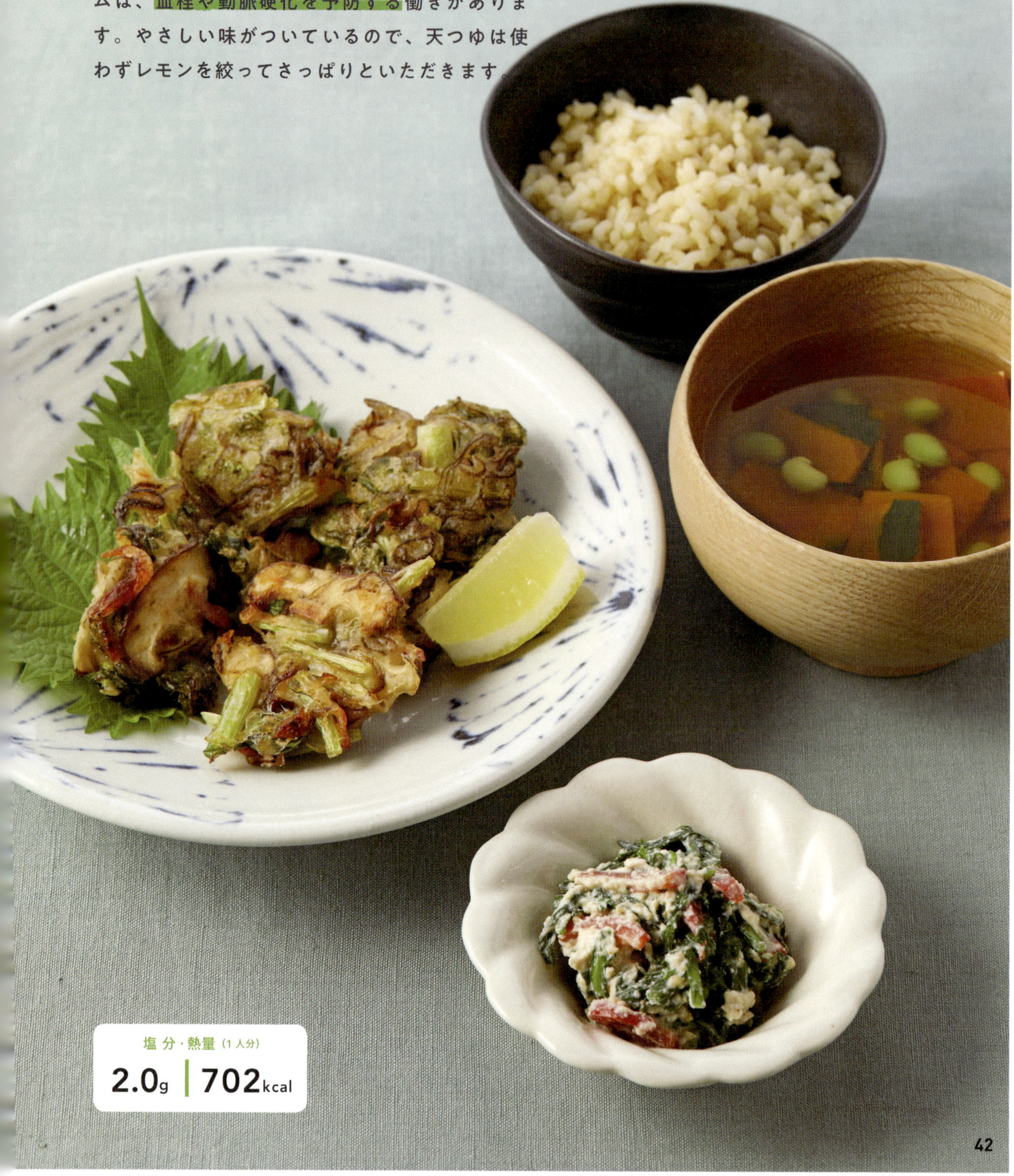

塩分・熱量（1人分）
2.0g | 702kcal

副菜　アルギニン　アスパラギン　マグネシウム

ピーナッツはアルギニン＆アスパラギンの宝庫

ナッツ入り春菊の白和え

【材料・2人分】

木綿豆腐…150g
春菊…100g
パプリカ（赤）…30g
炒りピーナッツ…10g
みりん…大さじ2
白すりごま…10g
しょうゆ…小さじ1

【作り方】

1 豆腐はキッチンペーパーに包んで、30分ほど重石をして水分をきる。春菊はさっとゆでて水にとり、絞って3cm長さに切る。パプリカはヘタと種を取り、3cm長さの細切りにして電子レンジで1分加熱する。みりんは小さじ1の量になるまで煮詰めて冷ます。

2 フードプロセッサーにピーナッツ、すりごまを入れてなめらかにし、豆腐、みりん、しょうゆを加えてさらに混ぜる。

3 ❷に❶の春菊とパプリカを加えて和える。

（1人分 塩分 0.6g、熱量 174kcal）

主食　カリウム　マグネシウム

発芽玄米ご飯

【材料・2人分】

発芽玄米ご飯…240g

（1人分 塩分 0.0g、熱量 201kcal）

副菜・汁物を変えてもOK

P.72

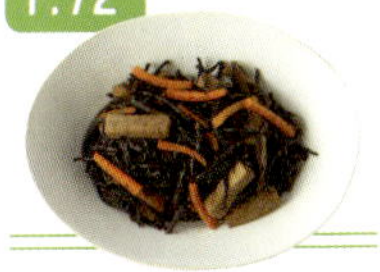

高野豆腐と
ひじきの煮物

アルギニン　アスパラギン　カリウム　マグネシウム

P.83

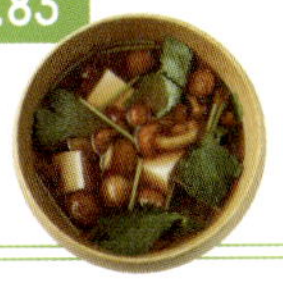

なめこの
赤だし汁

アルギニン　オルニチン　アスパラギン　マグネシウム

主菜　アルギニン　オルニチン　アスパラギン　マグネシウム

もずくはしっかりと水分をふき取りましょう！

小松菜ともずくのかき揚げ

【材料・2人分】

小松菜…30g
もずく酢（味付き）
…1パック（70g）
しいたけ…1個（15g）
桜えび…3g
天ぷら粉…30g
冷水…50mℓ
ごま油…大さじ3
しその葉（あれば）…4枚
レモン（くし形切り）…2個

【作り方】

1 しいたけは石づきを取って薄切り、小松菜は3cm長さに切る。もずくはざるに上げて漬け汁と分け、漬け汁が40g、もずくが30gとなるようにキッチンペーパーでしっかりと水分を取る。

2 ボウルに❶の漬け汁を入れて、粉ふるいでふるった天ぷら粉25g、冷水を加えて混ぜる。

3 別のボウルに❶のもずくとしいたけ、小松菜、桜えびを入れて残りの天ぷら粉(5g)をまぶし、❷を加えてざっくり混ぜる。

4 フライパンにごま油を中火で熱し、❸をスプーンで山盛り1杯分ずつ落とし、途中でひっくり返し、カリッと揚げ焼きにする。これを10個ほど作る。

5 器にしそを敷き、❹の油をきって盛り、レモンを添える。

（1人分 塩分 0.5g、熱量 244kcal）

汁物　アルギニン　アスパラギン　マグネシウム

かぼちゃの自然な甘さが楽しめる、上品なすまし汁

かぼちゃと枝豆のお吸い物

【材料・2人分】

かぼちゃ…50g
枝豆…20粒
Ⓐ だし…300mℓ
Ⓐ みりん…小さじ2
Ⓐ しょうゆ…小さじ1
Ⓐ 塩…0.6g

【作り方】

1 かぼちゃは種とワタを取り除き、ところどころ皮をむいて、3mm厚さの薄切りにする。

2 鍋にⒶを入れて沸かし、かぼちゃ、枝豆を加えて4〜5分火を通す。

（1人分 塩分 0.9g、熱量 83kcal）

この献立に含まれる栄養素　アルギニン　オルニチン　シトルリン　アスパラギン　カリウム　マグネシウム　オメガ3系

マーボーなす献立

野菜
おかず

メインのマーボーなすは減塩でも物足りなさを感じさせないよう、香味野菜を使った風味豊かな一品。クリームスープはアスパラギンやマグネシウムが豊富な豆乳仕立てで、腹持ちよく、濃厚に仕上げます。

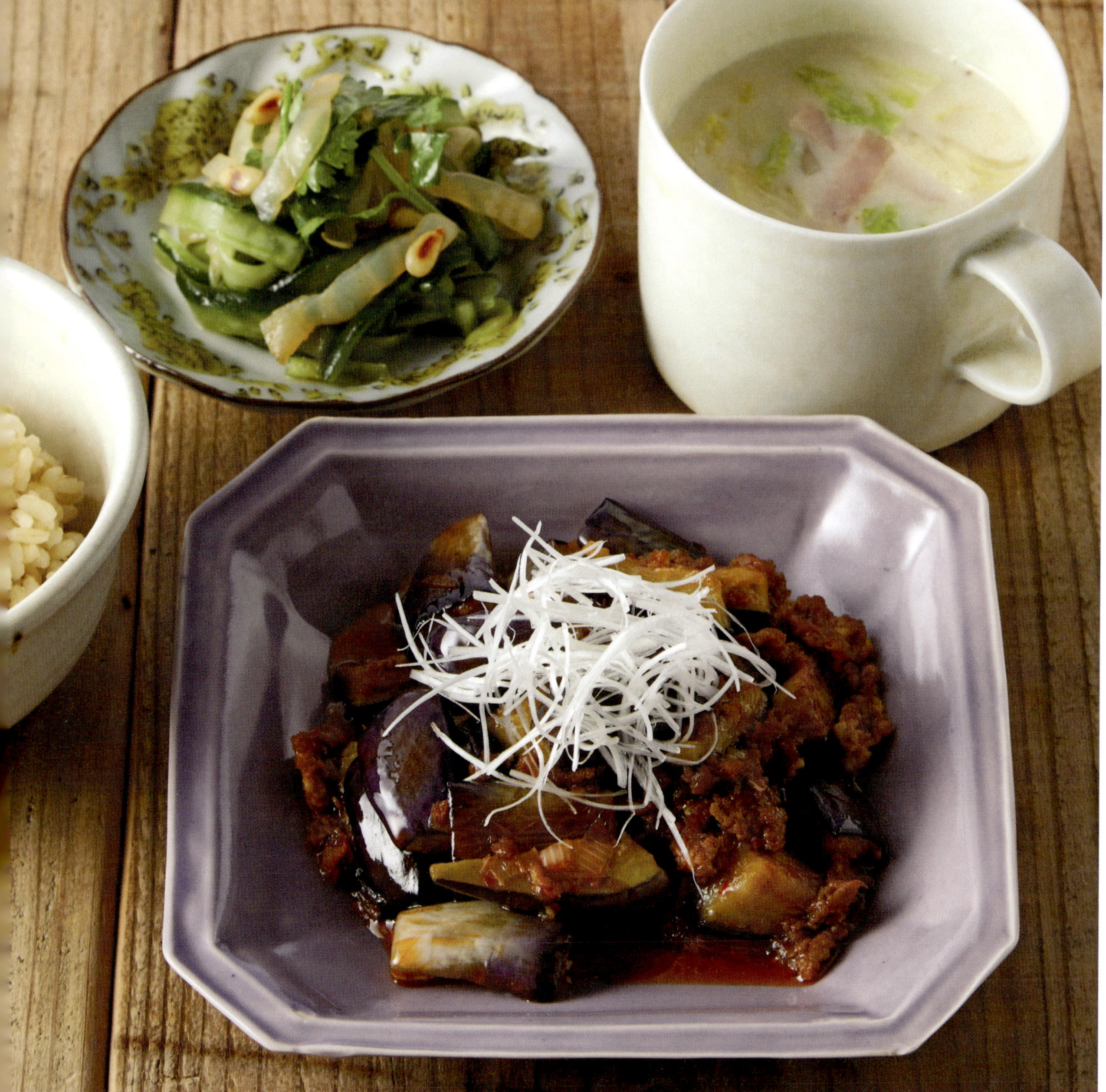

塩分・熱量（1人分）

1.9g | 677kcal

副菜　シトルリン　マグネシウム

くらげのコリコリ食感を楽しんで

くらげのエスニック和え

【材料・2人分】

塩くらげ…30g
きゅうり…1本
香菜…15g
松の実…5g
酢、ごま油…各小さじ1
しょうゆ…小さじ1/2

【作り方】

1 くらげは水で塩を洗い流し、80度の湯につける。縮んできたらすぐにたっぷりの水にとり、10分つけて塩と臭みを抜く。食べやすい長さに切る。きゅうりは短冊切り、香菜は2cm長さに切る。松の実は乾炒りする。

2 すべての材料を混ぜ合わせる。

（1人分 塩分 0.2g、熱量 40kcal）

主菜　アルギニン　アスパラギン

ジューシーな揚げ焼きなすが堪らない！

マーボーなす

【材料・2人分】

なす…小3本（200g）
豚ひき肉…80g
ごま油…大さじ3
しょうが（みじん切り）…2g
ねぎ（あらみじん切り）…15g
豆板醤…小さじ1/2
Ⓐ 水…大さじ3
みりん…大さじ2
片栗粉…小さじ1
みそ、しょうゆ…各小さじ2/3
中華スープの素…1g
こしょう…少々
白髪ねぎ…2g

【作り方】

1 なすは4cm長さに切って6等分のくし形に切り、10分ほど水にさらしてアクを抜く。フライパンにごま油大さじ2を熱し、水気をきったなすを揚げ焼きして一旦取り出す。

2 同じフライパンに残りのごま油（大さじ1）を中火で熱し、しょうが、ねぎを炒める。豆板醤を加えて香りが出たら、ひき肉を加えて炒める。

3 Ⓐを加えて混ぜ、とろみが付いたらなすを戻して全体をからめる。器に盛り、白髪ねぎを天盛りにする。

（1人分 塩分 1.0g、熱量 340kcal）

主食　カリウム　マグネシウム

発芽玄米ご飯

【材料・2人分】

発芽玄米ご飯…240g

（1人分 塩分 0.0g、熱量 201kcal）

副菜・汁物を変えてもOK

P.75

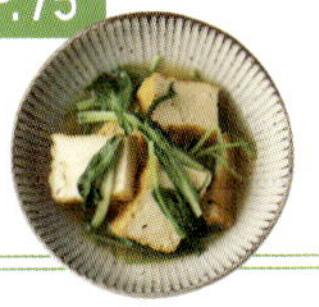

厚揚げと水菜の煮物

アルギニン　アスパラギン　マグネシウム

P.87

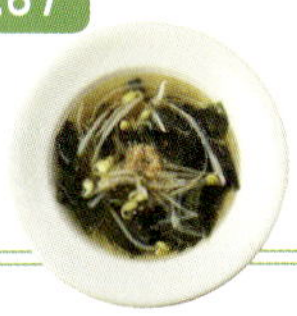

わかめと豆もやしのスープ

オルニチン　アスパラギン

汁物　アルギニン　アスパラギン　マグネシウム

牛乳の代わりに、高血圧予防効果のある豆乳で

白菜とハムの中華クリームスープ

【材料・2人分】

白菜…100g
ハム…20g
バター（上澄み）…5g
ねぎ（みじん切り）…10g
Ⓐ 豆乳（無調整）、水…各150mℓ
みりん、片栗粉…各小さじ1
中華だしの素…1g
塩、こしょう…各少々

【作り方】

1 白菜は軸を細切り、葉を3cm四方に切り、ハムは短冊切りにする。Ⓐは混ぜ合わせる。

2 鍋にバターを中火で熱してねぎを炒め、白菜、ハムを炒める。

3 Ⓐを加えて混ぜながら、3分ほど煮る。

（1人分 塩分 0.7g、熱量 96kcal）

この献立に含まれる栄養素　アルギニン　オルニチン　シトルリン　アスパラギン　カリウム　マグネシウム　オメガ3系

COLUMN

1

外食するなら和食がオススメ。30分以上かけ、ゆっくり食べて

高血圧を原因とする脳卒中や心筋梗塞になる危険性が高いのは、独身もしくは単身赴任の中年男性だといわれています。なぜなら彼らは、塩分の多い外食を手早く済ませる傾向にあるためです。

自分で作る家庭の料理と違って、外食は塩分やカロリーを自由にコントロールすることが難しいもの。しかも外食のメニューは全体的に味が濃く、塩分量が高い傾向にあります。日本高血圧学会が推奨する塩分の摂取量は1日6g未満ですが、外食には1食でそれを超えるメニューも珍しくありません。

そのため病気を気にする人が外食する場合には、和食以外はあまりオススメできません。とくに中華料理やラーメン、フルコースなどは避けたほうが無難でしょう。というのも、和食はだしを取ってそのうまみを活かして味つけをするため、比較的、塩分が抑えられるからです。もし洋食や中華など他の料理を食べたいのなら、自分で塩分を調整できるよう、家庭で作るのを心がけましょう。

また、付き合いなどで塩分が多い食事を避けられない場合は、自分なりの工夫が必要です。例えばラーメンのスープはできるだけ残す、しょうゆやソースなどの調味料をかける場合は必要最低限にする、といった具合です。

さらに、もうひとつ頭に入れておきたいのが「温かい食べ物より冷たい食べ物のほうが、吸収されにくくなる」ということです。94ページで紹介している「冷やしサラダうどん」のように、冷たいうどんだと麺に含まれるデンプンが難消化性に変わるので、吸収されにくくなるのです。吸収が早いということは、血糖値が急に上昇することにつながり、これは血圧の上昇をはじめとするあらゆる不調の原因になります。外食で、とくに麺類を食べるときは、これを念頭においておくと良いでしょう。

最後に心がけたいのが、食事はよく噛んでゆっくり食べるということです。手早く済ませがちな外食時にも、少なくとも30分以上はかけるようにしましょう。国民健康・栄養調査（平成21年）では、肥満男性はそうでない男性に比べて、食べる速度が速いことが報告されています。つまり速く食べる人は、それだけ太りやすい傾向にあるということです。8ページで述べた通り、肥満は高血圧の原因になるので、ゆっくり食べることを改めて意識しましょう。

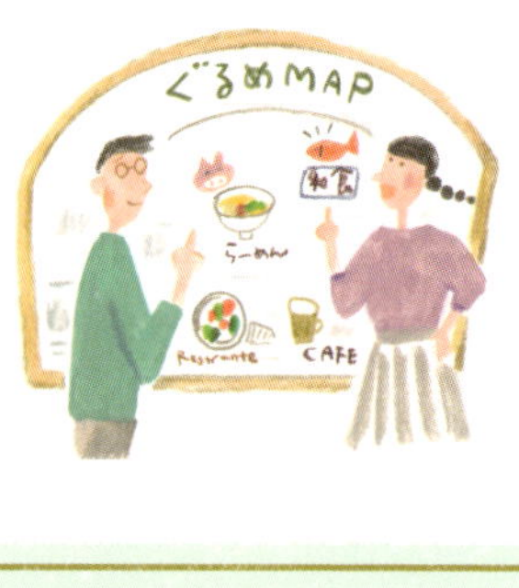

PART

2

毎日食べても飽き知らず!

素材別
メインおかず

いくら病気予防に効果があっても、毎日似たような味気ないメニューを食べるのは嫌だ! という人にオススメの、バリエーション豊かな「メインおかず」を揃えました。和洋中さまざまな味わいが楽しめるので、飽きることなく減塩に取り組めます。副菜との組み合わせ案も、献立作りの参考にしてみてください。

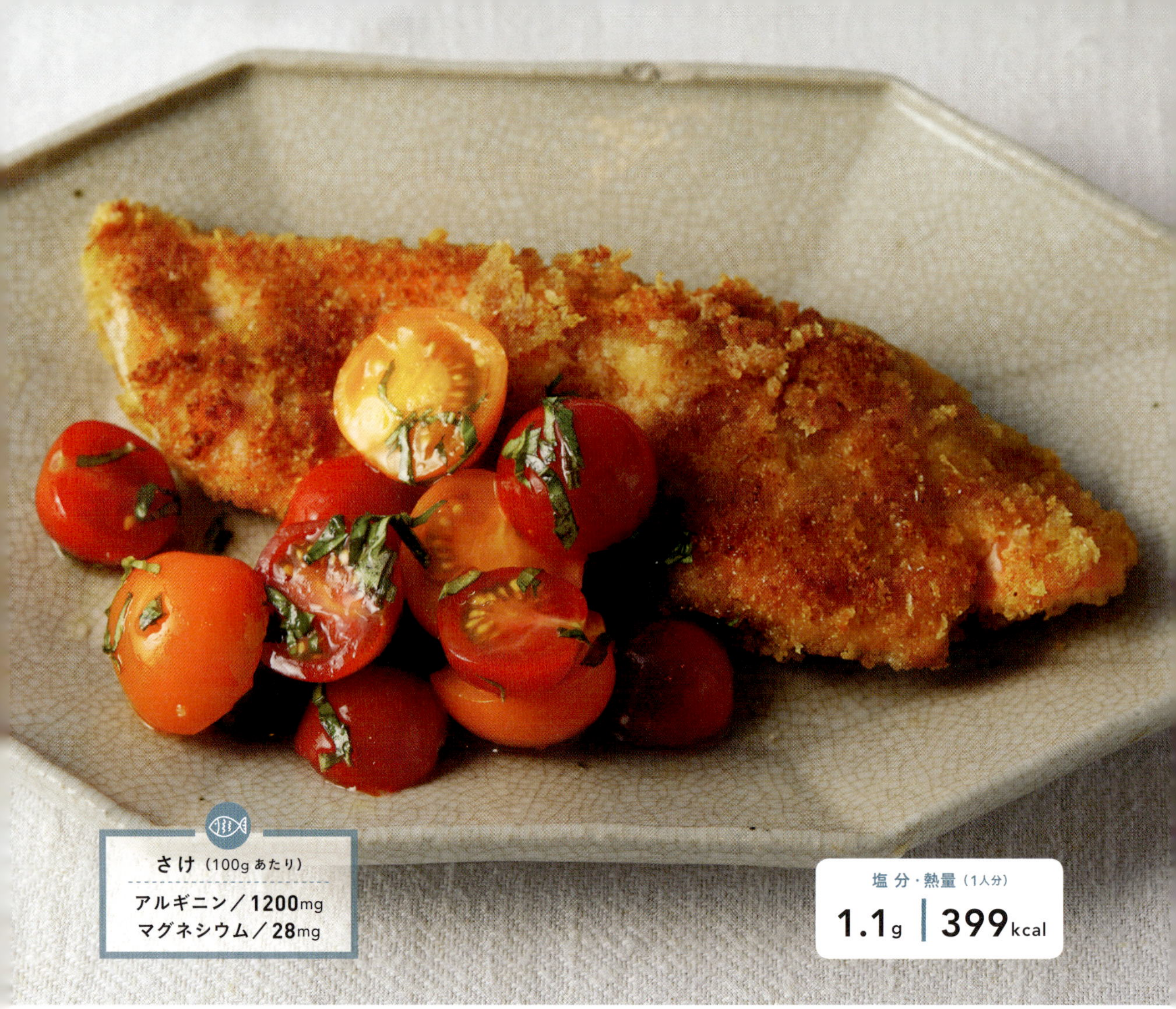

さけ（100g あたり）

アルギニン／1200mg
マグネシウム／28mg

塩分・熱量（1人分）

1.1g | 399kcal

アルギニン　アスパラギン　マグネシウム

魚 おかず

さけに含まれるアルギニンには、疲労回復効果あり！

さけのフライ風揚げ焼き

【材料・2人分】

さけ…2切れ（200g）
塩…0.6g
こしょう…少々
片栗粉…小さじ2
溶き卵…1個分
全粒粉パン粉…30g
パルメザンチーズ…5g
オリーブ油…大さじ1
バター（上澄み）…15g

カラフルトマトソース

ミニトマト（赤・黄）…各40g
バジル…2枚
レモン汁…大さじ1
オリーブ油…小さじ1
塩…0.6g
こしょう…少々

【作り方】

1 さけに塩、こしょう、片栗粉をまぶし、溶き卵をつけ、パルメザンチーズを混ぜたパン粉（POINT参照）を片面のみにまぶす。

2 フライパンにオリーブ油とバターを中火で熱し、さけのパン粉をつけた面から3分ほど焼く。カリッとしたら、裏返してさらに3分ほど焼く。

3 ミニトマトはヘタを取って縦半分に、バジルはせん切りにして、残りのソースの材料と混ぜる。❷の油をきって器に盛り、ソースをかける。

POINT

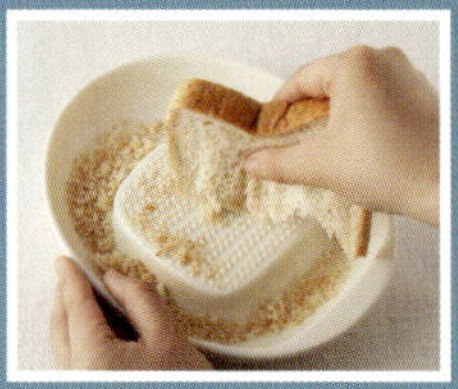

全粒粉パンを冷凍して凍ったままおろすと、目の細かい自家製の低糖質パン粉が完成。

オススメ副菜

- 全粒粉パン入りサラダ （P.76）
- マッシュルームのアーモンドポタージュ （P.84）

魚 おかず

アルギニン アスパラギン マグネシウム

マグネシウムたっぷりのたらで、上がった血圧を調整

たらと豆腐のワイン蒸し

【材料・2人分】

たら…2切れ
絹ごし豆腐…100g
しめじ…40g
ねぎ…40g
小松菜…40g
白ワイン…30mℓ
ぽん酢しょうゆ…大さじ2
（作り方P.13参照）

【作り方】

1 たらは1切れを3等分に切り、豆腐は3㎝角、しめじは石づきを落として小房に分け、ねぎは4cm長さの斜めに、小松菜は4㎝長さに切る。

2 耐熱容器に❶を並べ、ワインをふりかけ、ラップをして電子レンジで3分加熱する。ぽん酢しょうゆをかける。

オススメ副菜

- れんこんのじゃこ入りきんぴら（P.81）
- しじみのみそ汁（P.83）

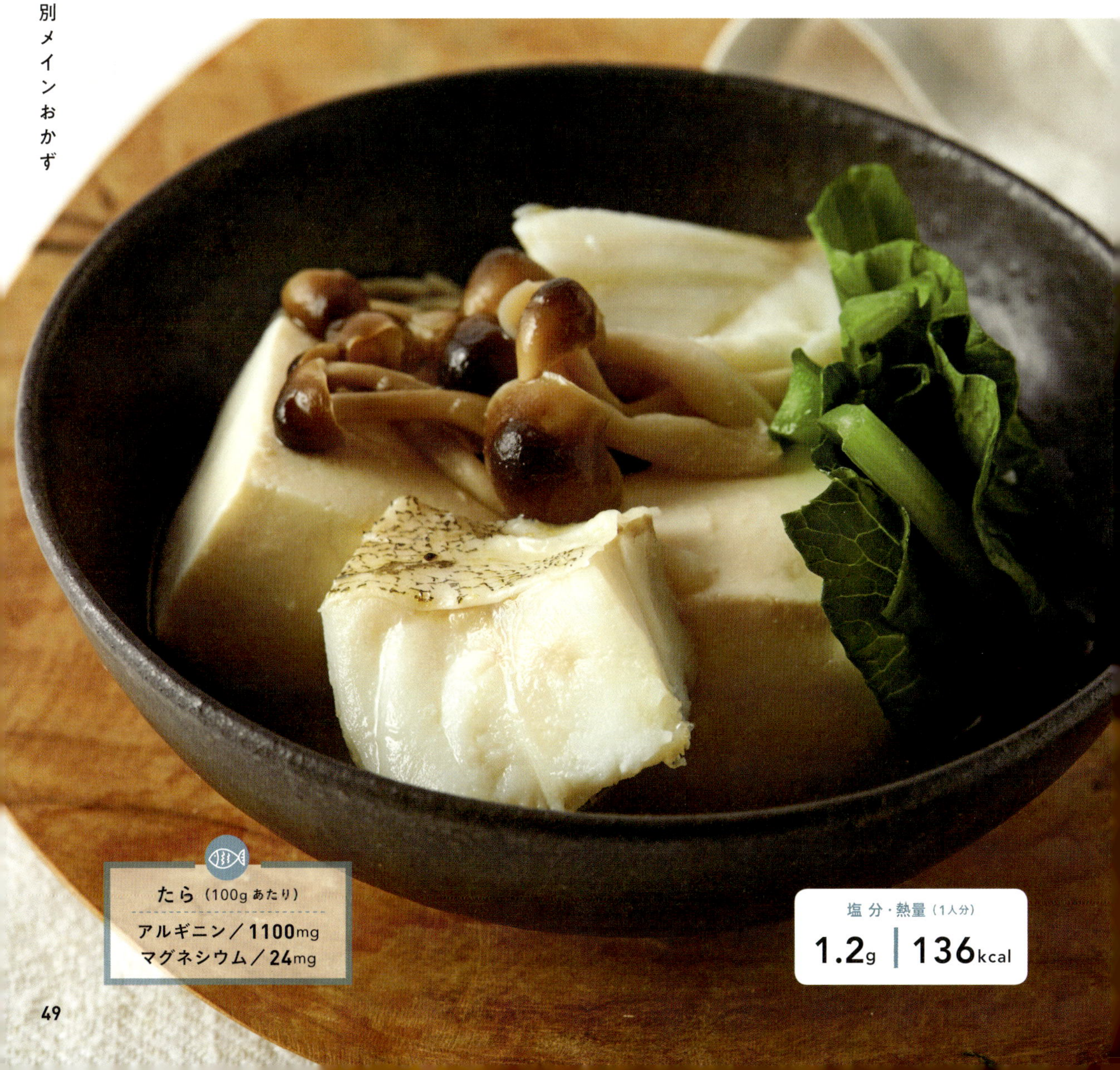

たら（100gあたり）
アルギニン／1100mg
マグネシウム／24mg

塩分・熱量（1人分）
1.2g | 136kcal

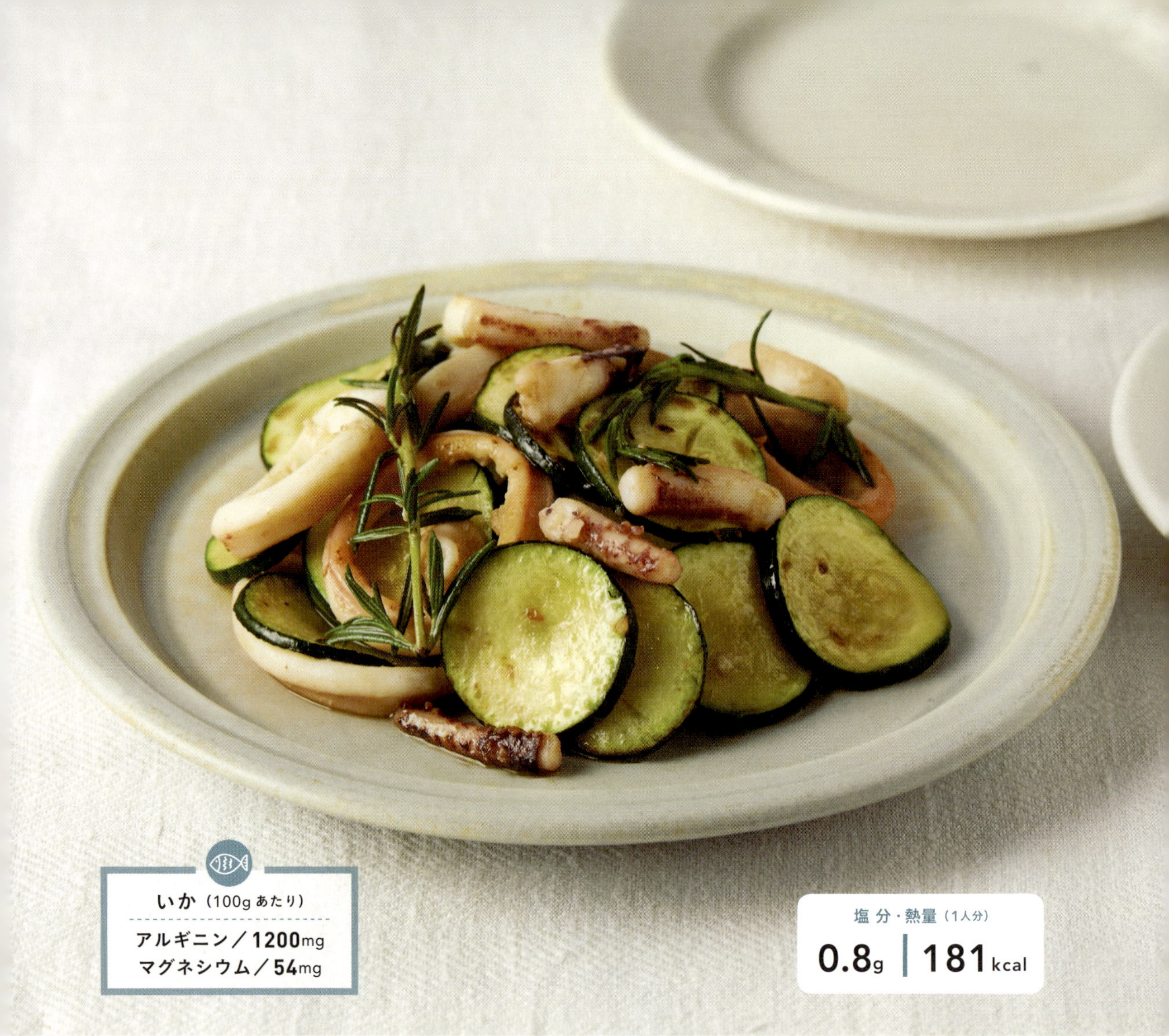

いか（100gあたり）

アルギニン／1200mg
マグネシウム／54mg

塩分・熱量（1人分）

0.8g | 181kcal

魚おかず

アルギニン　カリウム　マグネシウム

いかのタウリンとアルギニンが、たまった疲れに効く

いかとズッキーニのイタリアン炒め

【材料・2人分】

いか…1ぱい（正味160g）
ズッキーニ…1本（200g）
塩…0.6g
こしょう…少々
アンチョビ…1g
オリーブ油…大さじ1と1/3
にんにく（みじん切り）…2g
白ワイン…大さじ1
ローズマリー…1枝

【作り方】

1 いかはワタを取って皮をむき、胴は8mm幅の輪切りに、えんぺらとげそは4cm長さに切り、全体に塩、こしょうをまぶす。ズッキーニは3mm幅の輪切りに、アンチョビは刻む。

2 フライパンにオリーブ油大さじ2/3を中火で熱し、ズッキーニを両面こんがりと焼いて一旦取り出す。

3 ❷のフライパンに残りのオリーブ油（大さじ2/3）を入れてにんにくを熱し、香りが出たらいかを加えて炒める。

4 アンチョビ、白ワイン、ローズマリーを加え、ズッキーニを戻して炒め合わせる。

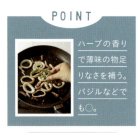

POINT

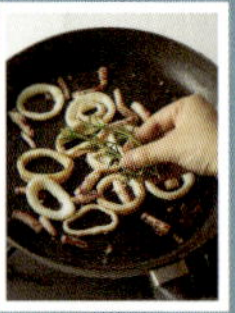

ハーブの香りで薄味の物足りなさを補う。バジルなどでも○。

オススメ副菜

- 卵と鶏の豆乳みそグラタン（P.73）
- 丸ごとトマトのスープ（P.84）

魚 おかず

アルギニン　アスパラギン　マグネシウム

えびと卵のアルギニンには、血行促進の作用があります

えびと卵の炒め物

【材料・2人分】

むきえび…120g
卵…2個
枝豆（冷凍）…20粒
Ⓐ
白ワイン…大さじ1
みりん…小さじ1
中華スープの素…1g
塩…0.6g
こしょう…少々
Ⓑ
片栗粉…小さじ2
塩…0.6g
こしょう…少々
ごま油…小さじ2
ねぎ（あらみじん切り）…15g
しょうが（みじん切り）…3g

【作り方】

1 Ⓐを合わせて耐熱容器に入れ、電子レンジで15秒加熱し、溶きほぐした卵を加える。

2 えびにⒷをまぶす。枝豆は解凍して鞘を取る。

3 フライパンにごま油を中火で熱してえびの両面を焼き、ねぎとしょうがを加えて炒める。

4 ❶の卵液、枝豆を加えて大きく混ぜ、半熟に仕上げる。

オススメ副菜

- エスニック春雨サラダ（P.81）
- サンラータン（P.87）

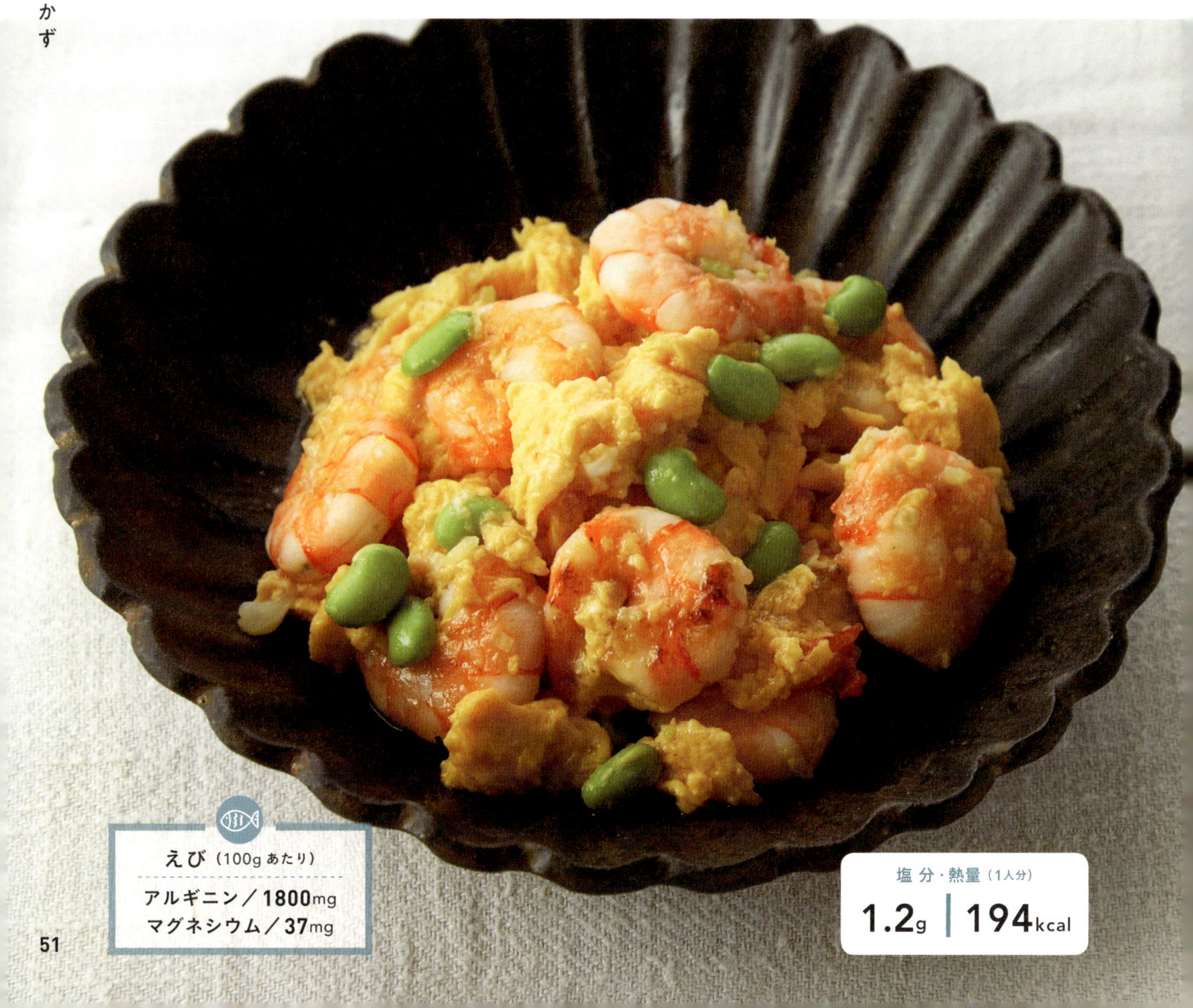

えび（100gあたり）
アルギニン／1800mg
マグネシウム／37mg

塩分・熱量（1人分）
1.2g | 194kcal

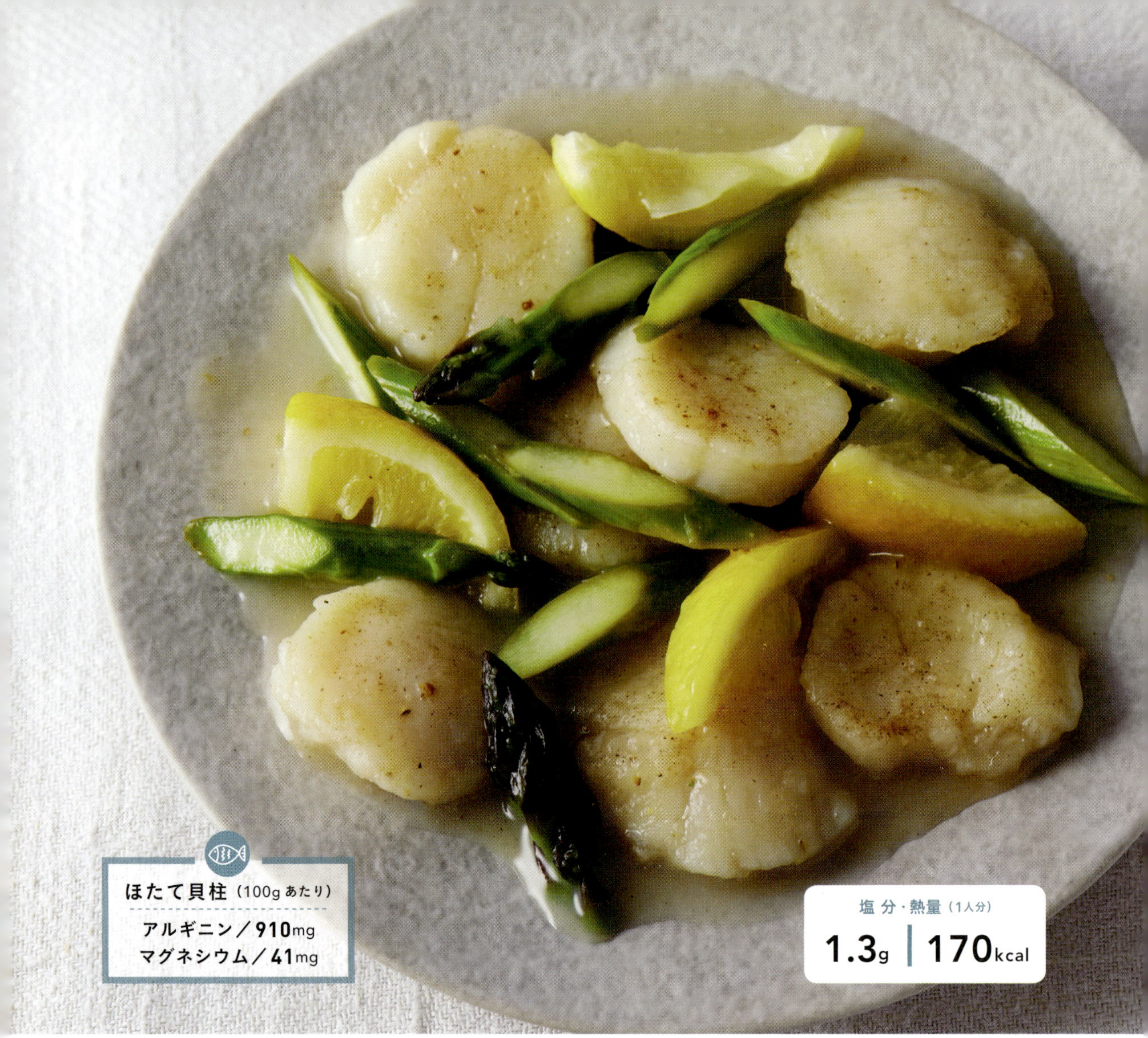

ほたて貝柱（100gあたり）

アルギニン／910mg
マグネシウム／41mg

塩分・熱量（1人分）

1.3g | 170kcal

魚
おかず

アルギニン　アスパラギン　マグネシウム

ほたてのタウリンとアスパラギンは、高血圧予防に効果的

ほたて貝のはちみつレモンソース煮

【材料・2人分】

ほたて貝柱…160g
Ⓐ
- 片栗粉…大さじ1
- 塩…1g
- こしょう…少々

レモン…1/2個
アスパラガス…40g
バター（上澄み）…10g
Ⓑ
- 水……100mℓ
- 白ワイン…大さじ1
- はちみつ…10g
- チキンブイヨンの素…1g
- 塩…0.6g
- こしょう…少々

【作り方】

1. ほたては1cm厚さに切り、Ⓐをまぶす。レモンはくし形切りにする。アスパラガスは根元を2cmほど切り落とし、根元のかたい皮をピーラーでむく。さらに4cm長さの斜め切りにする。
2. フライパンにバターを中火で熱し、ほたてを両面焼き、アスパラガスをソテーする。
3. レモン、Ⓑを加えて1〜2分煮る。

オススメ副菜

- ギリシャ風野菜のマリネ（P.78）
- ポーチドエッグ入りキャベツスープ（P.85）

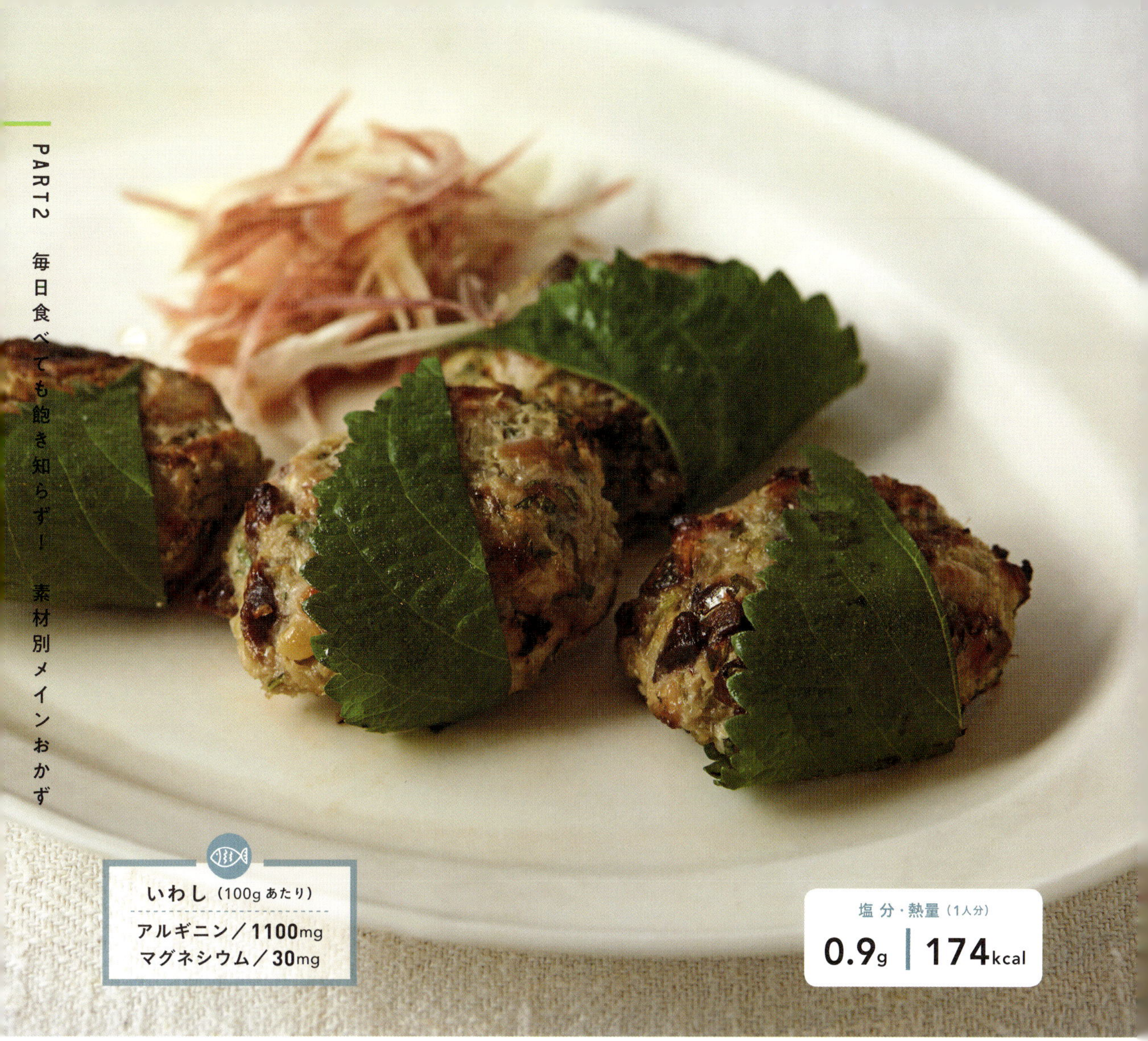

いわし（100gあたり）

アルギニン／1100mg
マグネシウム／30mg

塩分・熱量（1人分）

0.9g | 174kcal

魚おかず

アルギニン アスパラギン マグネシウム オメガ3系

DHA、EPAが豊富な青魚で、サラサラ血液に！

いわしのさんが焼き

【材料・2人分】

いわし（三枚おろし）…180g
玉ねぎ…30g
しょうが…5g
しその葉…2枚
みょうが…1本
みそ…小さじ2

飾り用

しその葉…4枚
みょうが（せん切り）…1本分

【作り方】

1 いわしは皮を削いで5mm角に切る。玉ねぎ、しょうが、しそ、みょうがはみじん切りにする。

2 ボウルに❶、みそを入れて混ぜ、8等分して小判形に整える。

3 オーブントースターの天板にアルミホイルを敷き、❷を並べて6分ほどこんがりと焼く。

4 半分に切った飾り用のしそで巻き、同じく飾り用のみょうがを添える。

POINT

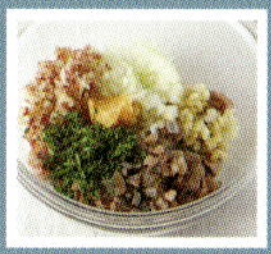

いわしの代わりにさんまやあじなどの青魚でもおいしく作れる。

オススメ副菜

納豆入り卵焼き（P.75）
なめこの赤だし汁（P.83）

肉
おかず

アルギニン　アスパラギン

牛肉にはマグネシウムを細胞に運ぶアスパラギンが豊富

すき焼き

【材料・2人分】

牛薄切り肉（すき焼き用）
…120g
焼き豆腐…120g
ねぎ…80g
春菊…30g
まいたけ…40g
にんじん（皮付き）…30g
しらたき…80g
牛脂…5g
すき焼きのたれ
だし…200mℓ
みりん…大さじ4
しょうゆ…小さじ2

【作り方】

1 豆腐は横半分に切り、1cm厚さに切る。ねぎは斜め切り、春菊は3cm長さに切り、まいたけは石づきを取って大きくほぐす。にんじんは3mm幅の輪切りに、しらたきは食べやすい長さに切る。

2 鍋に牛脂を中火で熱し、牛肉の1/4量を入れてこんがりと焼く。たれを加えて豆腐、ねぎ、まいたけ、にんじん、しらたきを並べて5分ほど煮る。

3 残りの牛肉と春菊を加えて、火が通るまで煮る。

牛肉（100gあたり）
アルギニン／1300mg
アスパラギン／1100mg

オススメ副菜

- 煮あなごときゅうりの和え物（P.70）
- しじみのみそ汁（P.83）

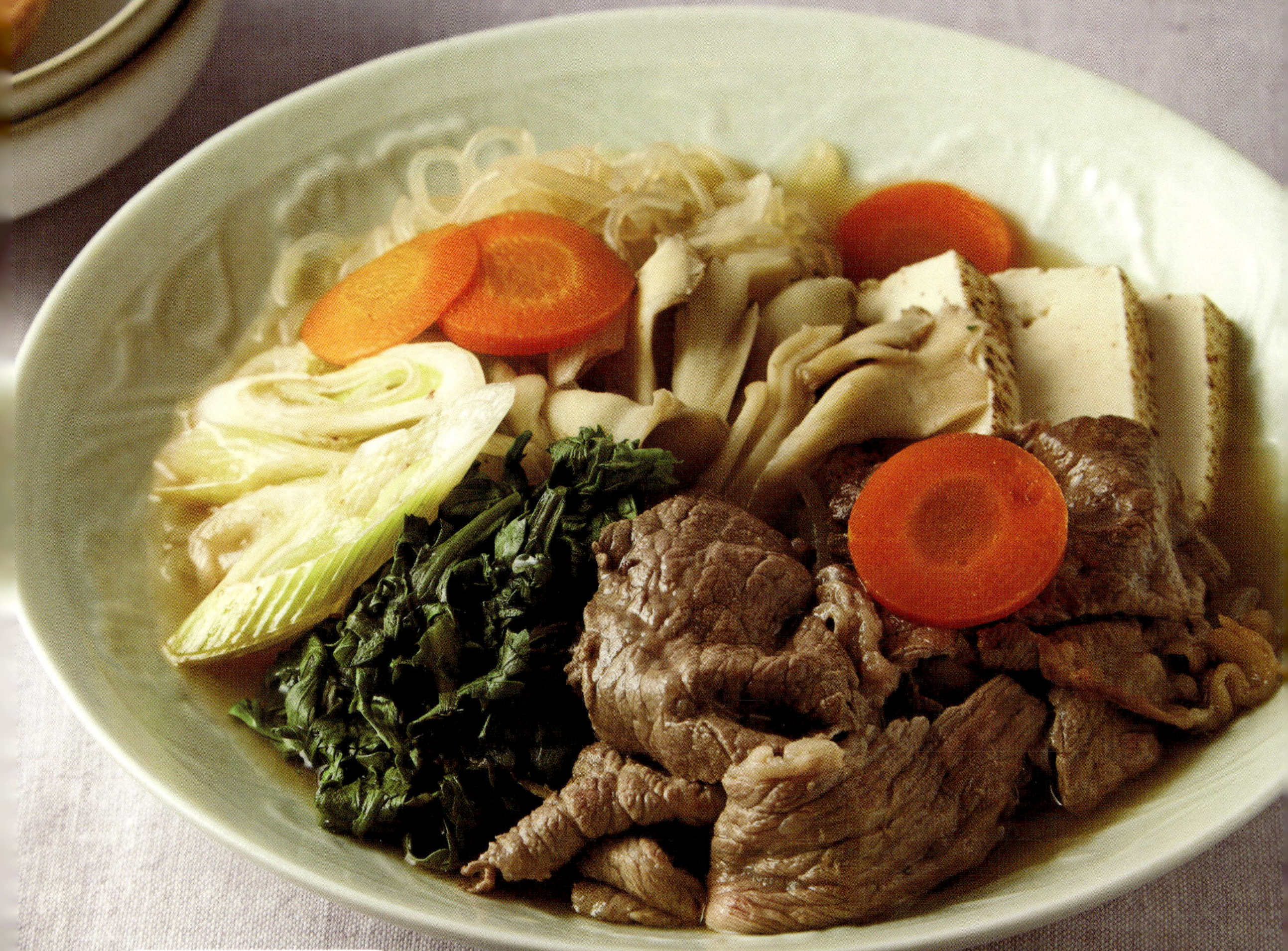

塩分・熱量（1人分）
1.1g | 520kcal

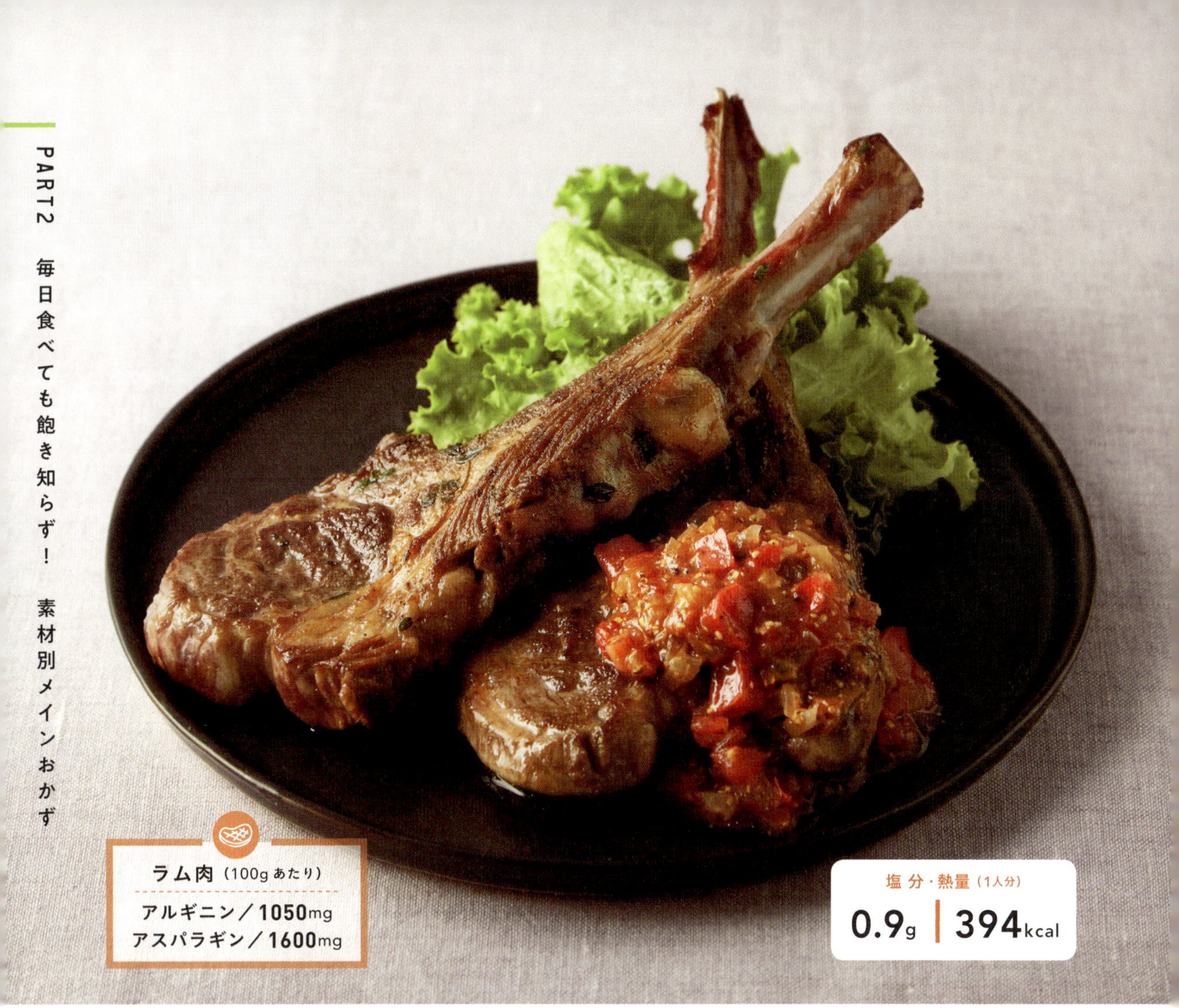

ラム肉（100gあたり）
アルギニン／1050mg
アスパラギン／1600mg

塩分・熱量（1人分）
0.9g | 394kcal

肉おかず

アルギニン　アスパラギン

ラムの脂肪にはコレステロール値を下げるオレイン酸が！

ラムのハーブソテー

【材料・2人分】

骨付きラム…60g（正味45g）のものを4本
塩…1g
こしょう…少々
オリーブ油…小さじ1
タイム…2枚
バター（上澄み）…15g
トマトマスタードソース…全量（作り方P.13参照）
グリーンリーフ…2枚

【作り方】

1 ラムは、塩、こしょう、オリーブ油小さじ1/2、軽くしごいたタイムを手ですり込む。

2 フライパンに残りのオリーブ油（小さじ1/2）、バターを中火で熱して、ラムの両面を2分ずつこんがりと焼く。

3 器にグリーンリーフを敷き、2をのせ、トマトマスタードソースをかける。

POINT

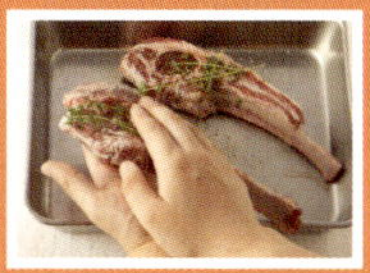

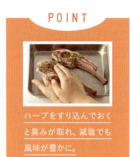

ハーブをすり込んでおくと臭みが取れ、減塩でも風味が豊かに。

オススメ副菜

- ギリシャ風野菜のマリネ（P.78）
- マッシュルームのアーモンドポタージュ（P.84）

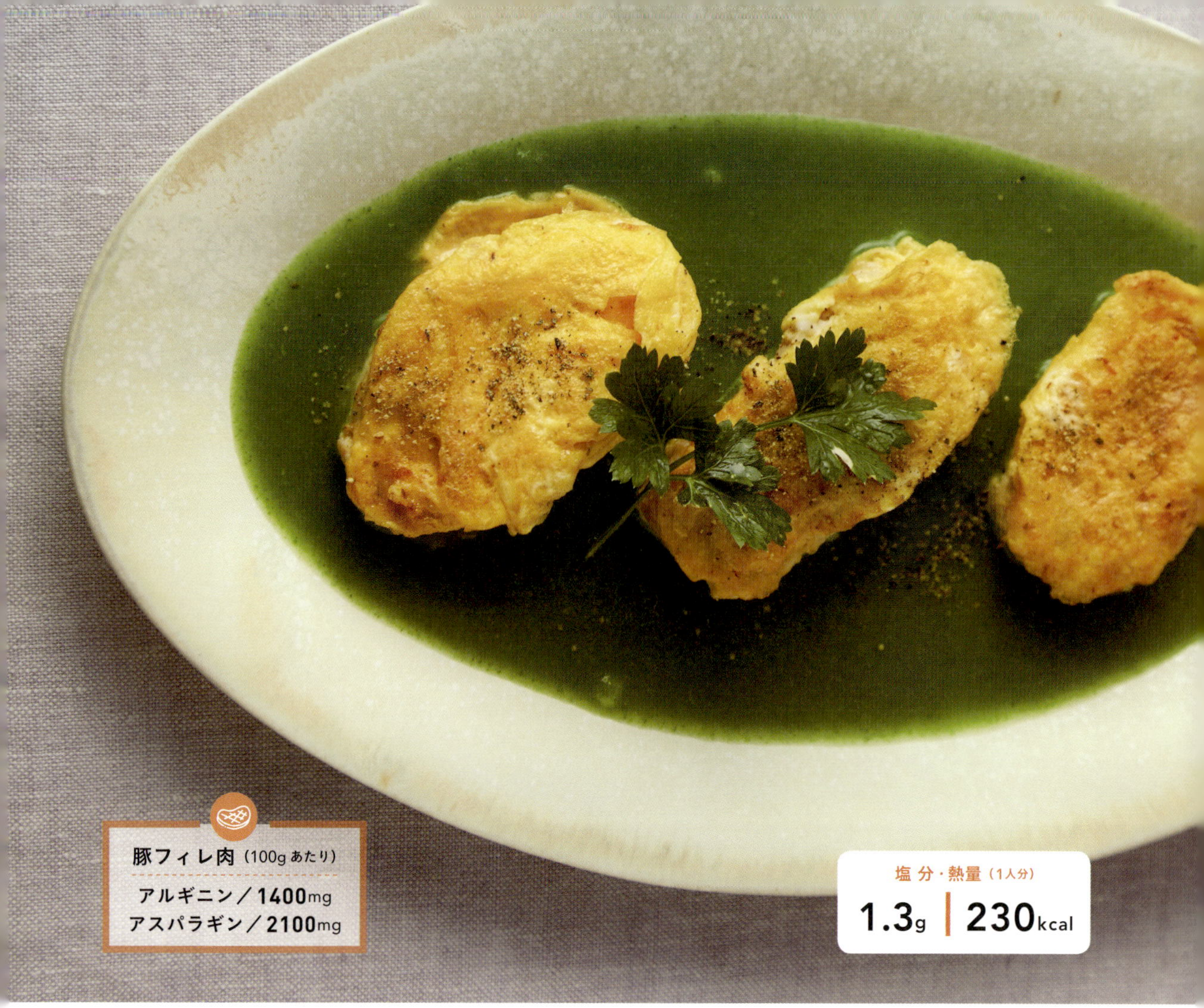
豚フィレ肉（100gあたり）
アルギニン／1400mg
アスパラギン／2100mg
塩分・熱量（1人分）
1.3g | 230kcal

肉おかず

アルギニン　アスパラギン

豚肉のアスパラギンが乳酸の分解を促進します

豚フィレ肉のピカタ

【材料・2人分】

豚フィレ肉…120g
小松菜…60g
片栗粉…小さじ2
卵…2個
塩…1g
こしょう…少々
バター（上澄み）…15g
A
- 水…80mℓ
- チキンブイヨンの素…1g
- 塩…0.6g
- こしょう…少々

イタリアンパセリ（あれば）…少々

【作り方】

1. 豚肉は6枚に切り、片栗粉をまぶす。小松菜は3cm長さに切る。
2. 卵は溶きほぐし、塩、こしょうを加えて混ぜる。
3. フライパンにバター10gを弱火で熱し、豚肉に❷の卵液をつけて並べる。焼き色を付けないように両面を焼き、再度卵液に浸して焼く。同様に繰り返して卵液が無くなるまで焼く。
4. 鍋で残りのバター（5g）を中火で熱し、小松菜を炒めてⒶを加え、1分煮たらミキサーにかけ、なめらかにする。
5. 器に❹のソースを流して❸を並べ、イタリアンパセリを飾る。

オススメ副菜

✓ 全粒粉パン入りサラダ（P.76）
✓ マッシュルームのアーモンドポタージュ（P.84）

肉
おかず

アルギニン　シトルリン　アスパラギン　カリウム

豚ひき肉には疲労回復効果のあるビタミンB群がたくさん！

肉団子とゴーヤのスープ

【材料・2人分】

肉団子
- 豚ひき肉…150g
- ねぎ（あらみじん切り）…10g
- みりん…小さじ1
- しょうゆ…小さじ1/2

ゴーヤ…40g
しいたけ…2枚
ごま油…小さじ1/2
しょうが（せん切り）…3g

A
- 水…300mℓ
- 白ワイン…大さじ1
- しょうゆ…小さじ1/2
- 中華スープの素…1g
- 塩…0.6g
- こしょう…少々

【作り方】

1. ボウルに肉団子の材料を入れて混ぜ、直径2cmの団子にする。ゴーヤは縦半分に切り、スプーンで種とワタを取り除き、2mm幅の半月切りにする。しいたけは石づきを落とし、薄切りにする。
2. 鍋にごま油を中火で熱してしょうがを炒め、Aを加える。
3. 沸騰したら1の団子を加えて、4分ほど煮て、ゴーヤとしいたけを加えて1〜2分火を通す。

オススメ副菜

- チャプチェ（P.79）
- れんこんのじゃこ入りきんぴら（P.81）

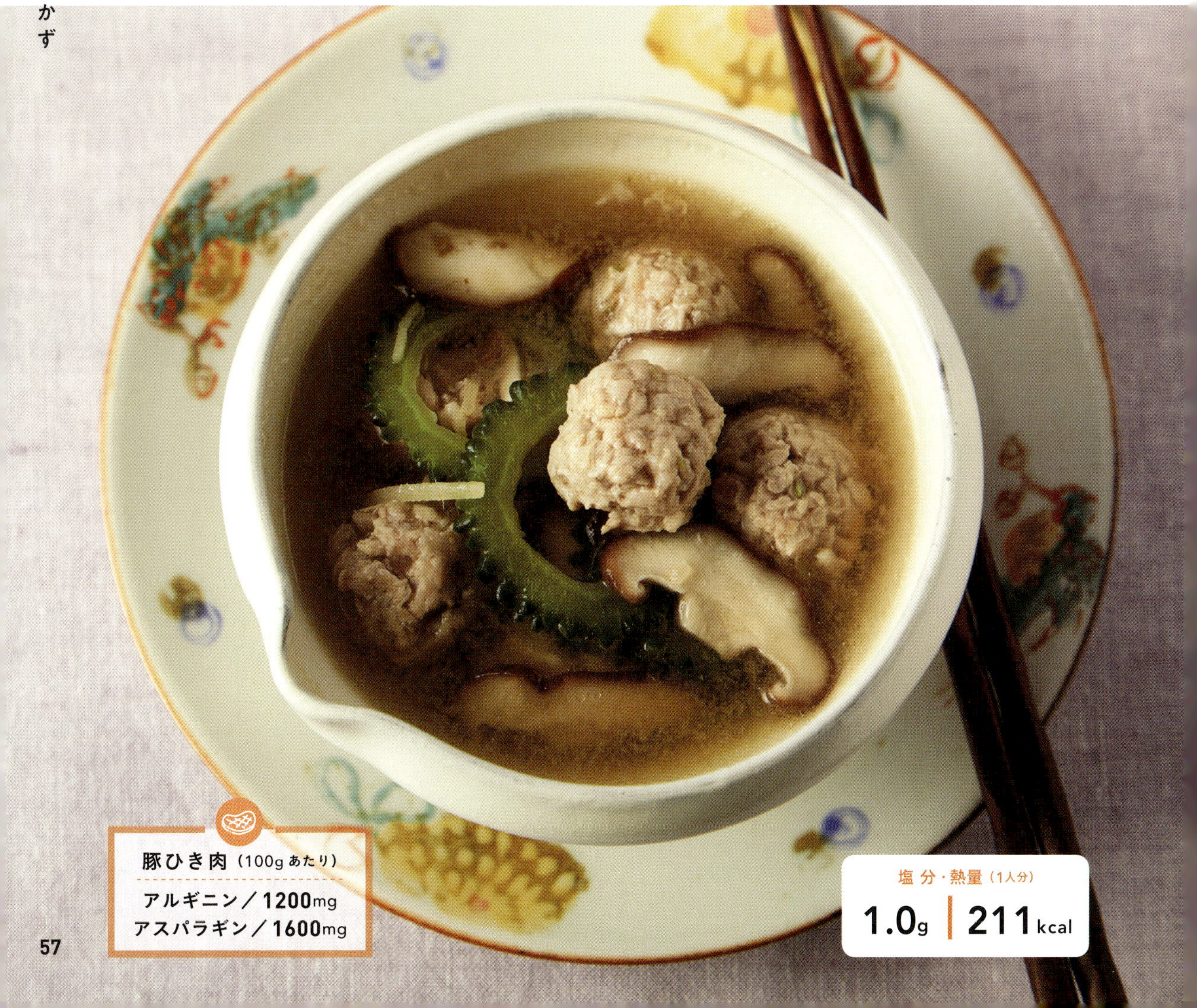

豚ひき肉（100gあたり）
アルギニン／1200mg
アスパラギン／1600mg

塩分・熱量（1人分）
1.0g | 211kcal

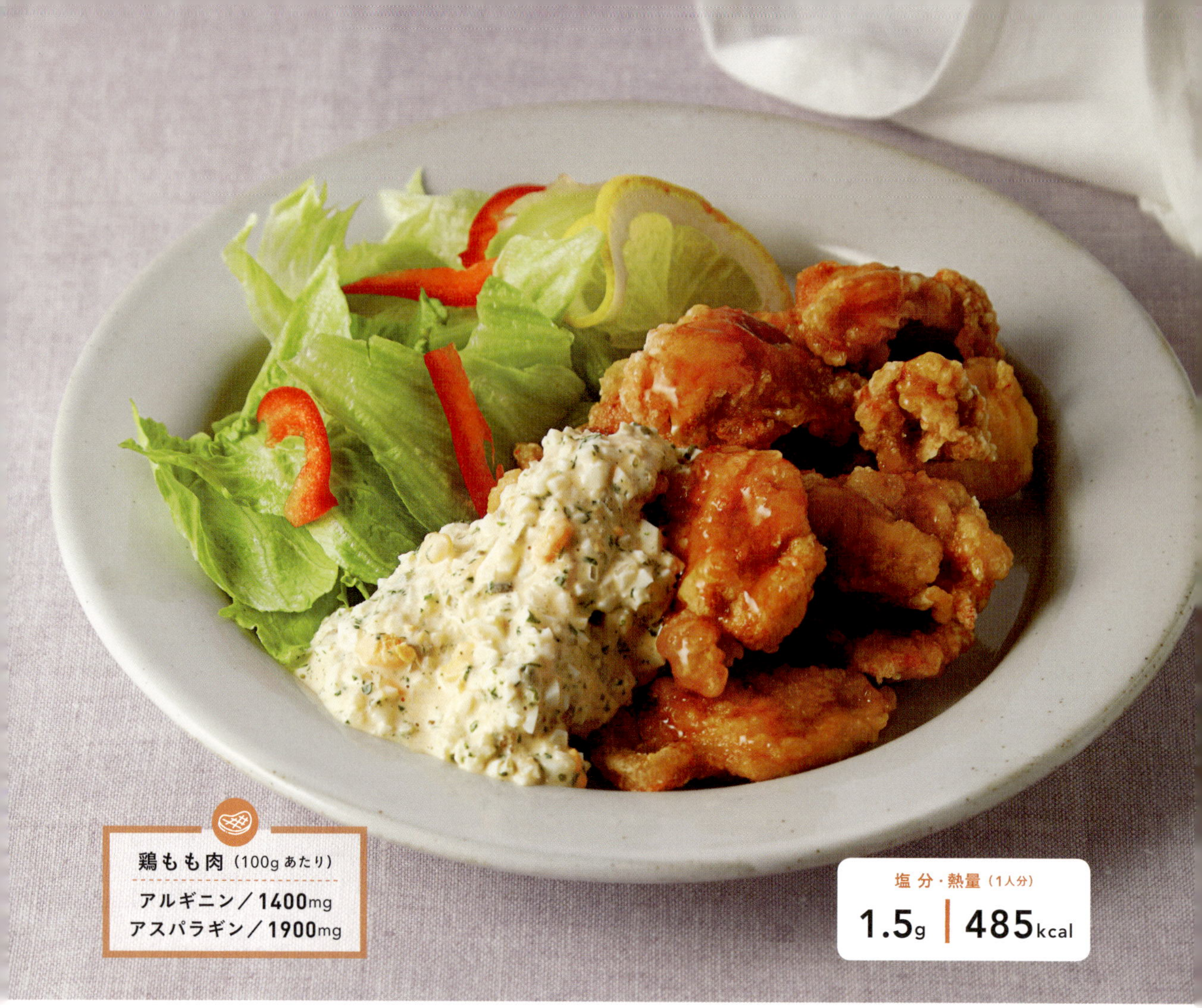

鶏もも肉（100gあたり）
アルギニン／1400mg
アスパラギン／1900mg

塩分・熱量（1人分）
1.5g | 485kcal

肉
おかず

アルギニン　アスパラギン

こってりメニューだけど、バッチリ減塩！

揚げ焼きチキン南蛮

【材料・2人分】

鶏もも肉（皮なし）…250g
Ⓐ 溶き卵…1個分
　 しょうゆ…小さじ1/2
片栗粉…大さじ3
オリーブ油…大さじ2
レタス…40g
パプリカ（赤・薄切り）…60g
レモン（輪切り）…2枚
甘酢ソース、タルタルソース
…各大さじ2（作り方P.13参照）

【作り方】

1 鶏肉は3㎝角に切り、Ⓐをよくもみ込み、片栗粉をまぶす。フライパンにオリーブ油を中火で熱し、両面を5分ずつこんがりと揚げ焼きする。

2 器にちぎったレタス、パプリカ、レモンを盛る。❶をのせて、甘酢ソース、タルタルソースをかける。

オススメ副菜

- 煮あなごときゅうりの和え物（P.70）
- しじみのみそ汁（P.83）

肉 おかず

アルギニン アスパラギン

豚肉に含まれるアルギニンで免疫力がぐんとアップ

りんご風味の豚しょうが焼き

【材料・2人分】

豚ロース薄切り肉…160g
こしょう…少々
片栗粉…小さじ1

たれ

- りんご（皮付き）…1/2個（100g）
- 白ワイン…大さじ2
- みりん…大さじ1
- しょうゆ…小さじ1と1/2
- しょうが（すりおろし）…5g

ごま油…小さじ1
キャベツ（せん切り）…40g
トマト（くし切り）…1/2個（60g）

【作り方】

1 豚肉は筋切りをして、こしょう、片栗粉をまぶす。

2 たれのりんごはすりおろし、残りの材料と合わせる。

3 フライパンにごま油を中火で熱し、豚肉をこんがりと焼いて❷のたれを加え、1〜2分からめながら煮る。

4 器にキャベツ、トマトを盛り、❸をのせる。

POINT

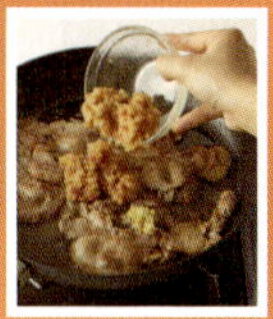

りんごを加えるとうまみがプラスされ、さらにたれが肉にからみやすくなる。

オススメ副菜

- 高野豆腐とひじきの煮物 （P.72）
- しじみのみそ汁 （P.83）

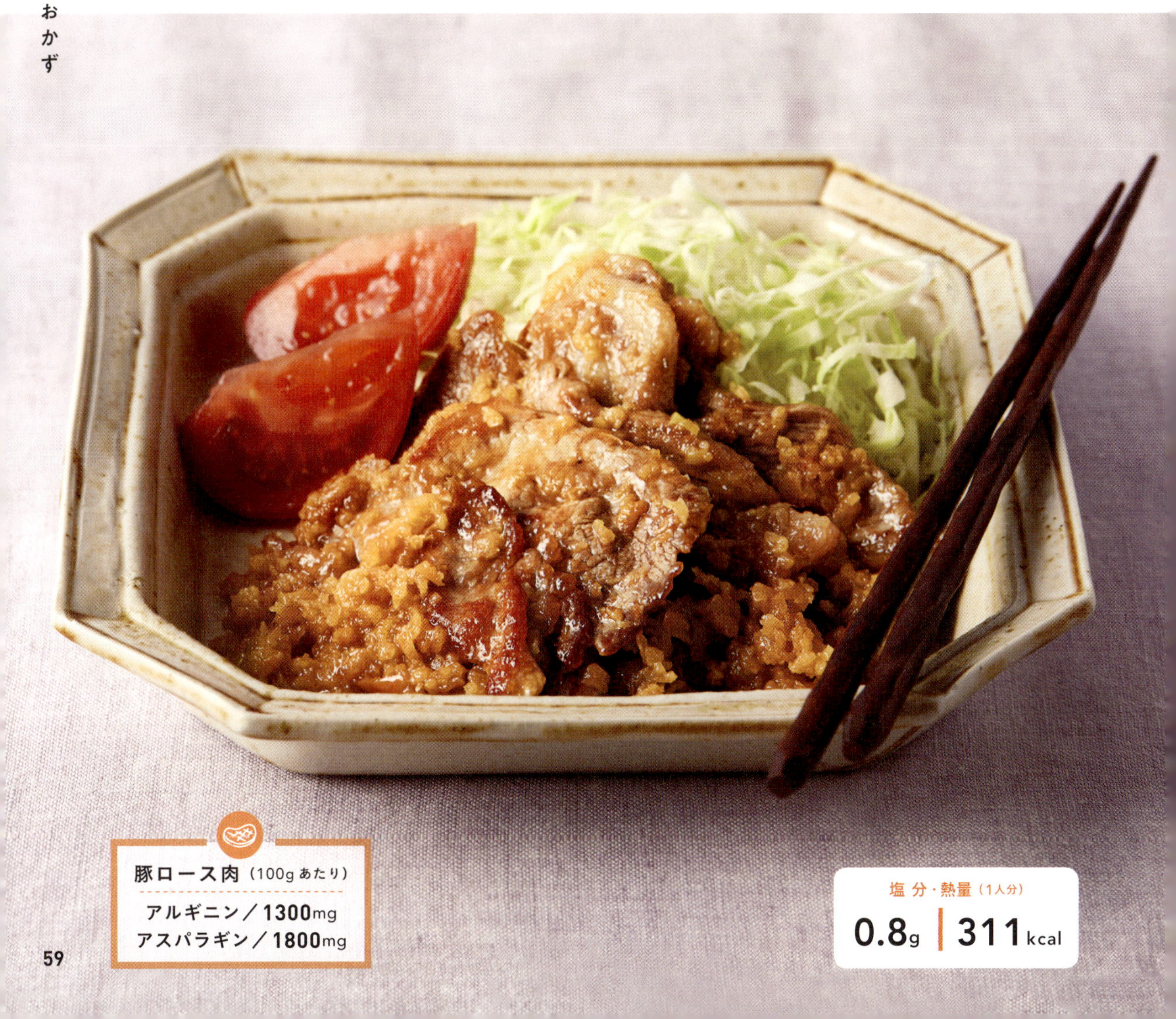

豚ロース肉（100gあたり）
アルギニン／1300mg
アスパラギン／1800mg

塩分・熱量（1人分）
0.8g | 311kcal

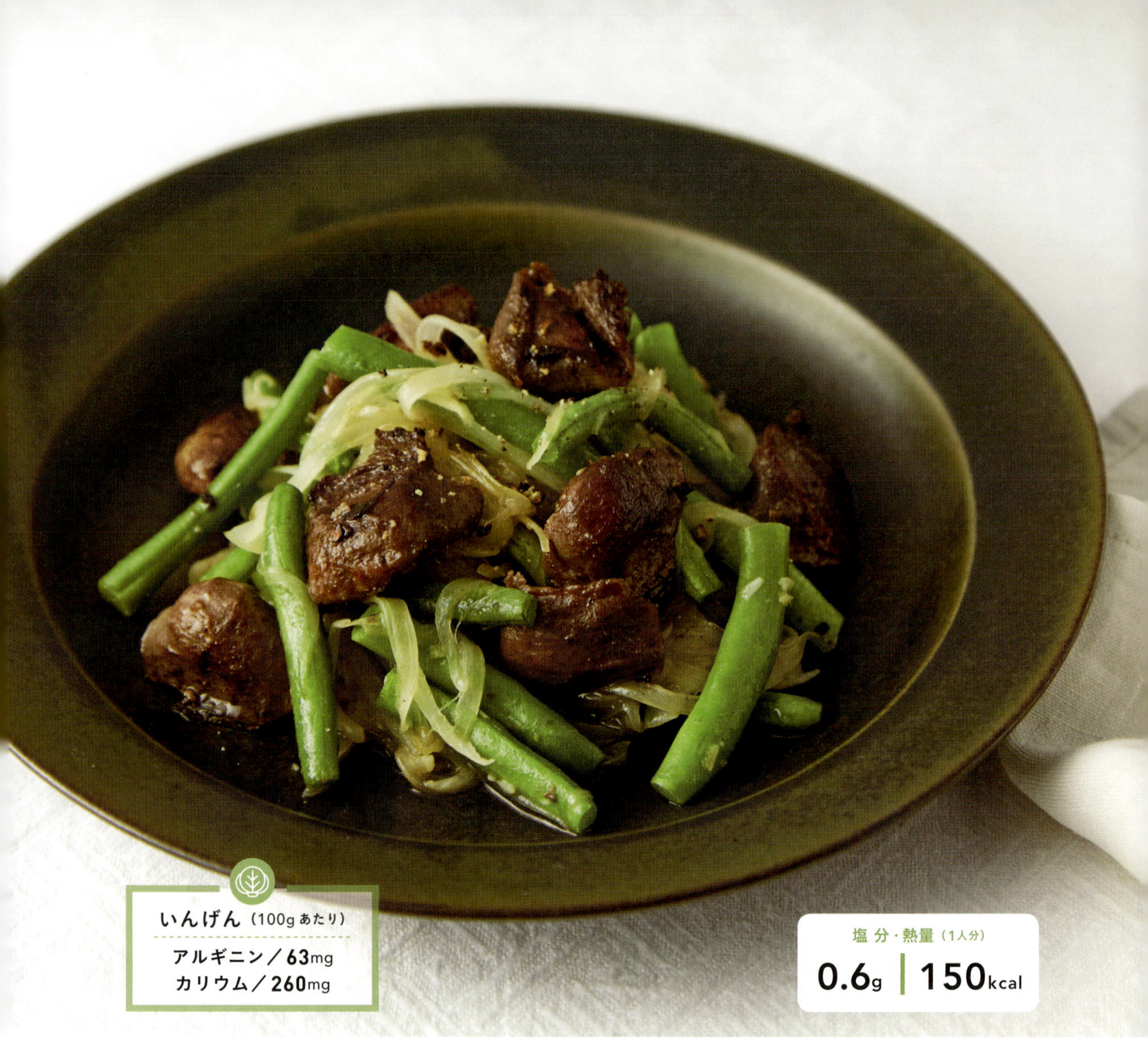

いんげん（100gあたり）

アルギニン／**63**mg
カリウム／**260**mg

塩分・熱量（1人分）

0.6g | **150**kcal

野菜
おかず

アルギニン　カリウム　マグネシウム

いんげんには現代人に不足しがちなマグネシウムが豊富

いんげんと砂肝のガーリックソテー

【材料・2人分】

いんげん…100g
砂肝…100g（正味）
塩…1g
あら挽き黒こしょう…少々
にんにく…2片（10g）
玉ねぎ…100g
バター（上澄み）…15g

【作り方】

1 いんげんは筋を取り5cm長さに切る。砂肝は血管やかたい筋を包丁で削ぎ取り、2cm角に切って冷水で洗い、水分をとって、塩、こしょうの半量をまぶす。にんにくは叩き潰し、玉ねぎは薄切りにする。

2 フライパンににんにくとバターを中火で熱し、香りが出たら砂肝をこんがりと炒める。いんげん、玉ねぎを加えてさらに炒める。

3 残りの塩、こしょうで調味する。

オススメ副菜

- ししゃもとトマトのチーズ焼き （P.71）
- ポーチドエッグ入りキャベツスープ （P.85）

野菜 おかず

カリウム

カリウムの宝庫・キャベツを十分に使って、高血圧を予防

野菜たっぷりどんどん焼き

【材料・2人分】

キャベツ…50g
にんじん…15g
ねぎ…15g
豚こま切れ肉…20g
ごま油…15g
しょうが（みじん切り）…2g
桜えび…2g
Ⓐ 溶き卵…1個分
　 薄力粉…大さじ3
　 青のり…小さじ1
　 山いも（すりおろし）…5g
とんかつソース…小さじ2
マヨネーズ…小さじ1

【作り方】

1 キャベツはせん切り、にんじん、ねぎは細切り、豚肉は5㎜幅の短冊切りにする。

2 フライパンにごま油5gを中火で熱し、しょうがを炒める。❶を炒め、桜えびを加えてさっと混ぜる。

3 ボウルにⒶを入れて泡立て器で混ぜ、あら熱を取った❷を加えて混ぜる。

4 フライパンに残りのごま油（10g）を中火で熱し、❸をスプーンで1杯分ずつ落として焼く。

5 キッチンペーパーの上に取り出して油をきり、器に並べてソースとマヨネーズをかける。

オススメ副菜

✓ あじの南蛮漬け（P.68）
✓ かぶと湯葉のすり流し汁（P.82）

塩分・熱量（1人分）
0.7g | 238kcal

キャベツ（100gあたり）
カリウム／200mg

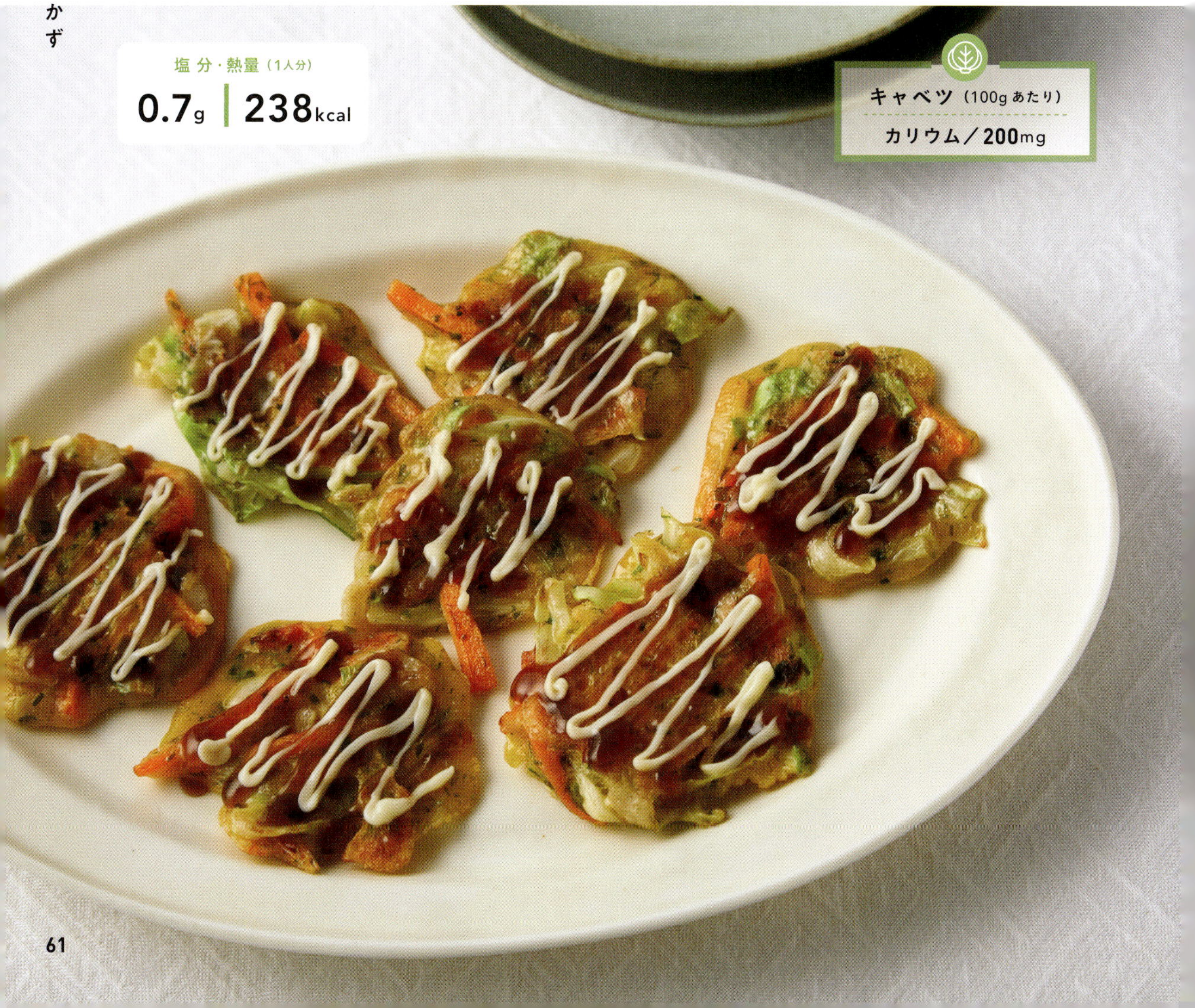

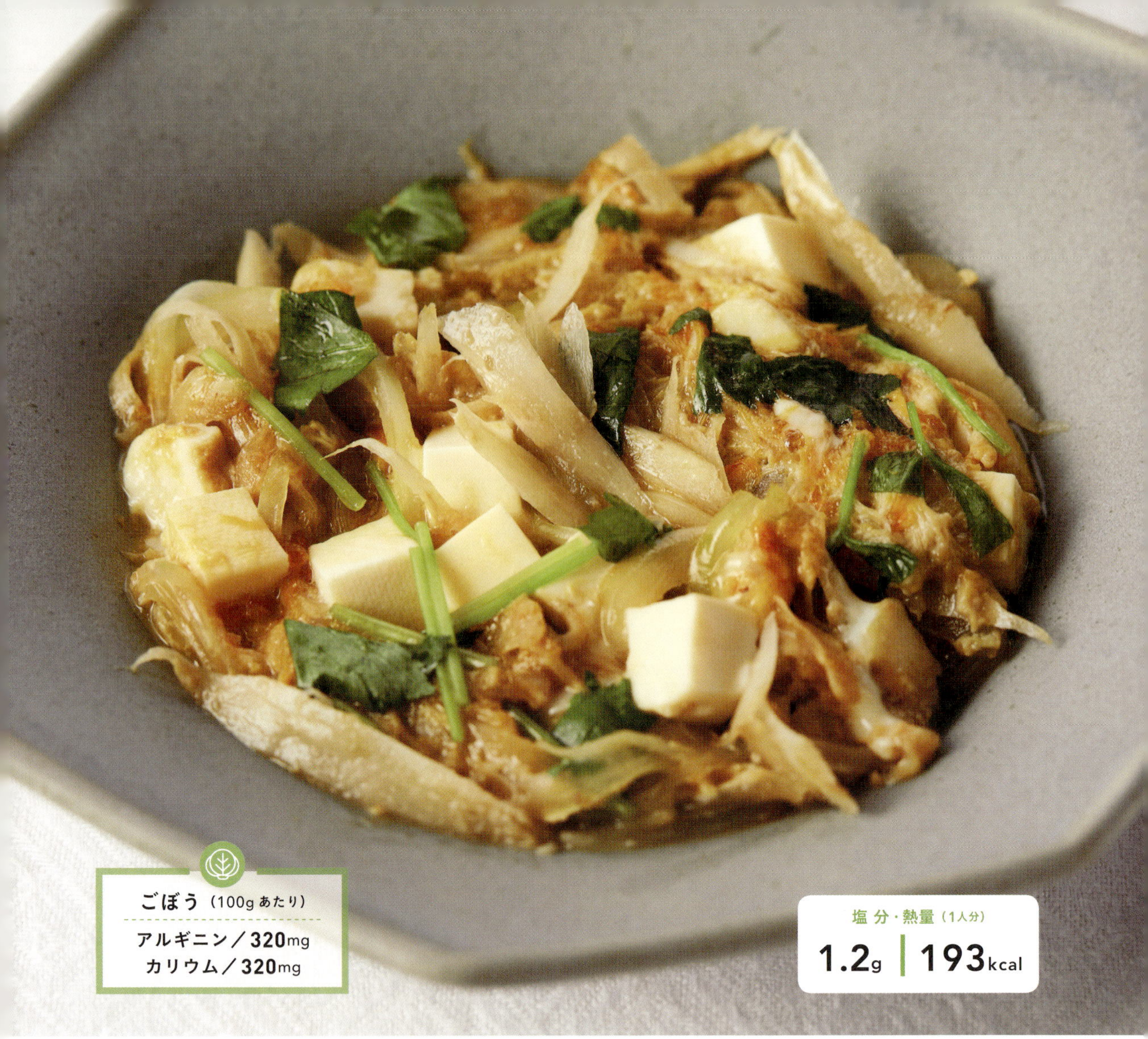

ごぼう（100gあたり）

アルギニン／320mg
カリウム／320mg

塩分・熱量（1人分）

1.2g | 193kcal

野菜おかず

アルギニン　カリウム

ごぼうには血圧正常化に役立つカリウムがたっぷり！

ごぼうと豆腐の卵とじ

【材料・2人分】

ごぼう…60g
絹ごし豆腐…60g
溶き卵…2個分
玉ねぎ…30g
三つ葉…20g
A
だし…100mℓ
みりん…大さじ3
しょうゆ…小さじ2

【作り方】

1. ごぼうはささがきにして、5分ほど水にさらしてアクを抜き、水分をきる。豆腐は1cm角に切る。玉ねぎは薄切り、三つ葉は3cm長さに切る。
2. 鍋にAを沸かして、ごぼうと玉ねぎを入れて、2〜3分したら豆腐を加える。溶き卵を糸を垂らすように加えて、三つ葉を散らし、1分したら火を止める。

オススメ副菜

- 煮あなごときゅうりの和え物 (P.70)
- しじみのみそ汁 (P.83)

野菜 おかず

オルニチン　カリウム

ズッキーニにはカリウムが、チーズときのこにはオルニチンが豊富です

ズッキーニとひき肉のチーズ焼き

【材料・2人分】

ズッキーニ…100g
合いびき肉…60g
エリンギ…60g
バター（上澄み）…10g
塩…1g
こしょう…少々
チーズ（ピザ用）…30g

【作り方】

1 ズッキーニは5㎜幅の輪切りに、エリンギは5㎜幅の拍子木切りにする。

2 フライパンにバターを中火で熱し、エリンギ、ズッキーニを広げて両面を焼く。ひき肉を加えてほぐしながら炒め、塩、こしょうをする。

3 ❷を耐熱容器に入れてチーズを散らし、オーブントースターでチーズがこんがりとするまで8分ほど焼く。

オススメ副菜

アボカドとえびのタルタルボード（P.78）
丸ごとトマトのスープ（P.84）

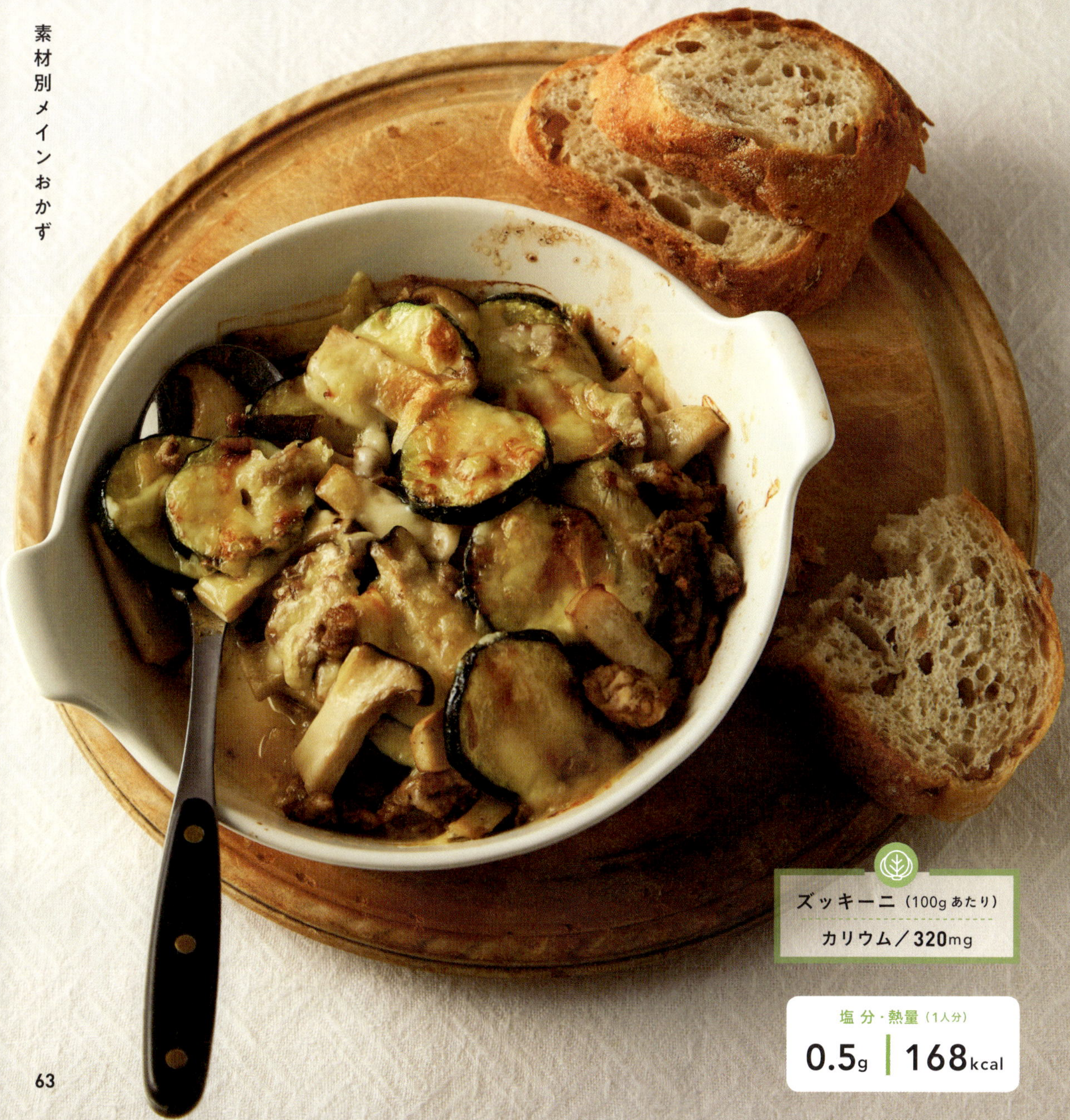

ズッキーニ（100gあたり）
カリウム／320mg

塩分・熱量（1人分）
0.5g | 168kcal

野菜
おかず

アスパラギン　カリウム

白菜と冬瓜のダブル使いで、カリウム補給はバッチリ！

白菜と冬瓜と豚バラのすりごま入り重ね煮

【材料・2人分】

白菜…200g
冬瓜…100g
豚バラ薄切り肉…100g
白すりごま…10g
A
だし…100mℓ
みりん…大さじ2
白ワイン…大さじ1
しょうゆ…小さじ2
ごま油…小さじ1
万能ねぎ（小口切り）…3g

【作り方】

1. 白菜は芯を落として1枚ずつにする。冬瓜は皮を薄くむき、薄切りする。
2. 白菜の上に冬瓜、豚肉を均等にのせ、すりごまを散らす。これを2〜3セット重ねて、3cm幅に切る。
3. ❷を鍋に立てて入れ、Ⓐを加えてふたをして、15分ほど煮る。器に盛り、万能ねぎを散らす。

POINT

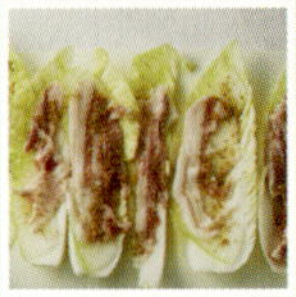

野菜の上にバラ肉、すりごまをのせてはさむことで、薄味でも十分なコクに。

オススメ副菜

- 納豆入り卵焼き（P.75）
- かぶと湯葉のすり流し汁（P.82）

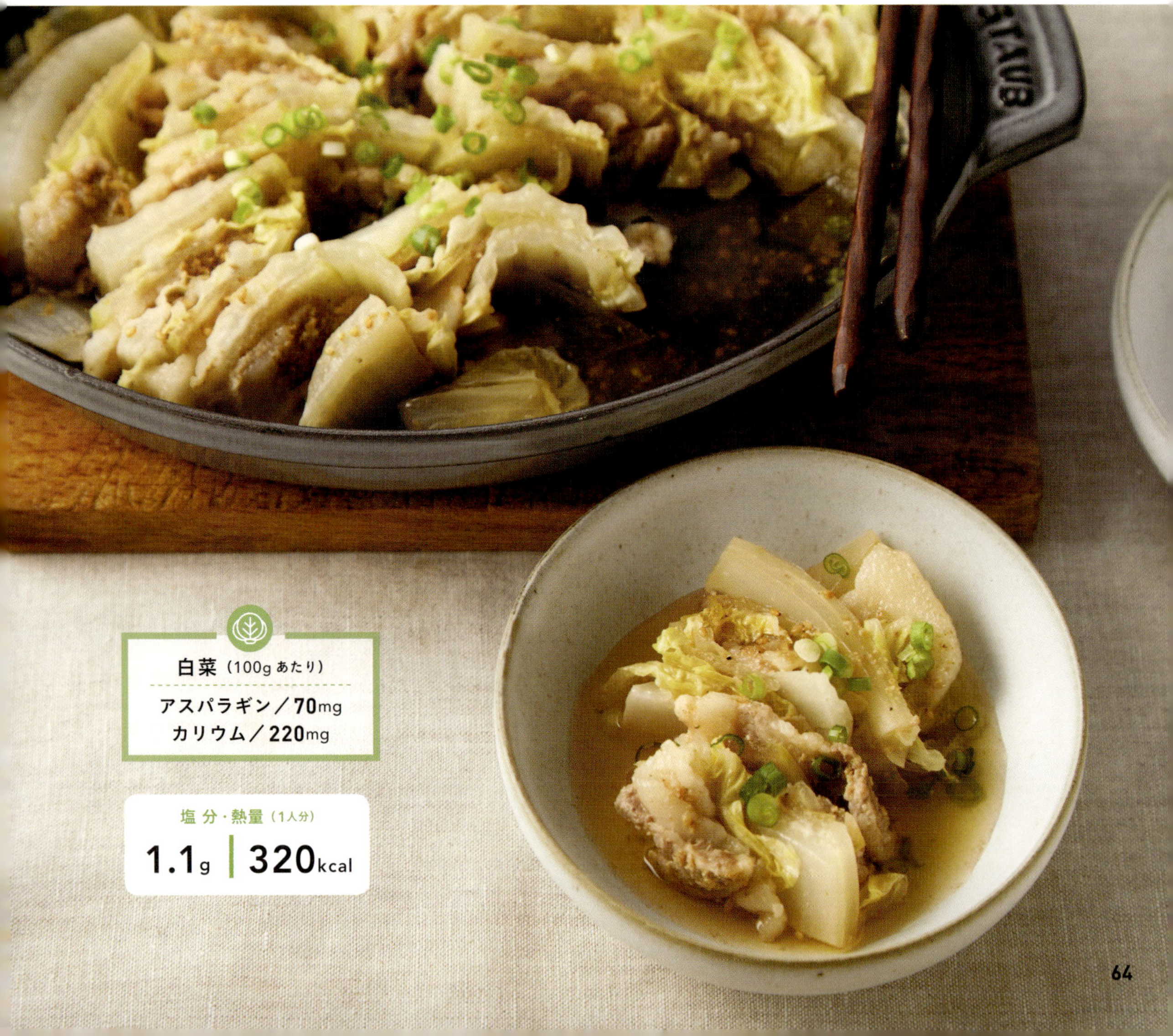

白菜（100gあたり）
アスパラギン／70mg
カリウム／220mg

塩分・熱量（1人分）
1.1g | 320kcal

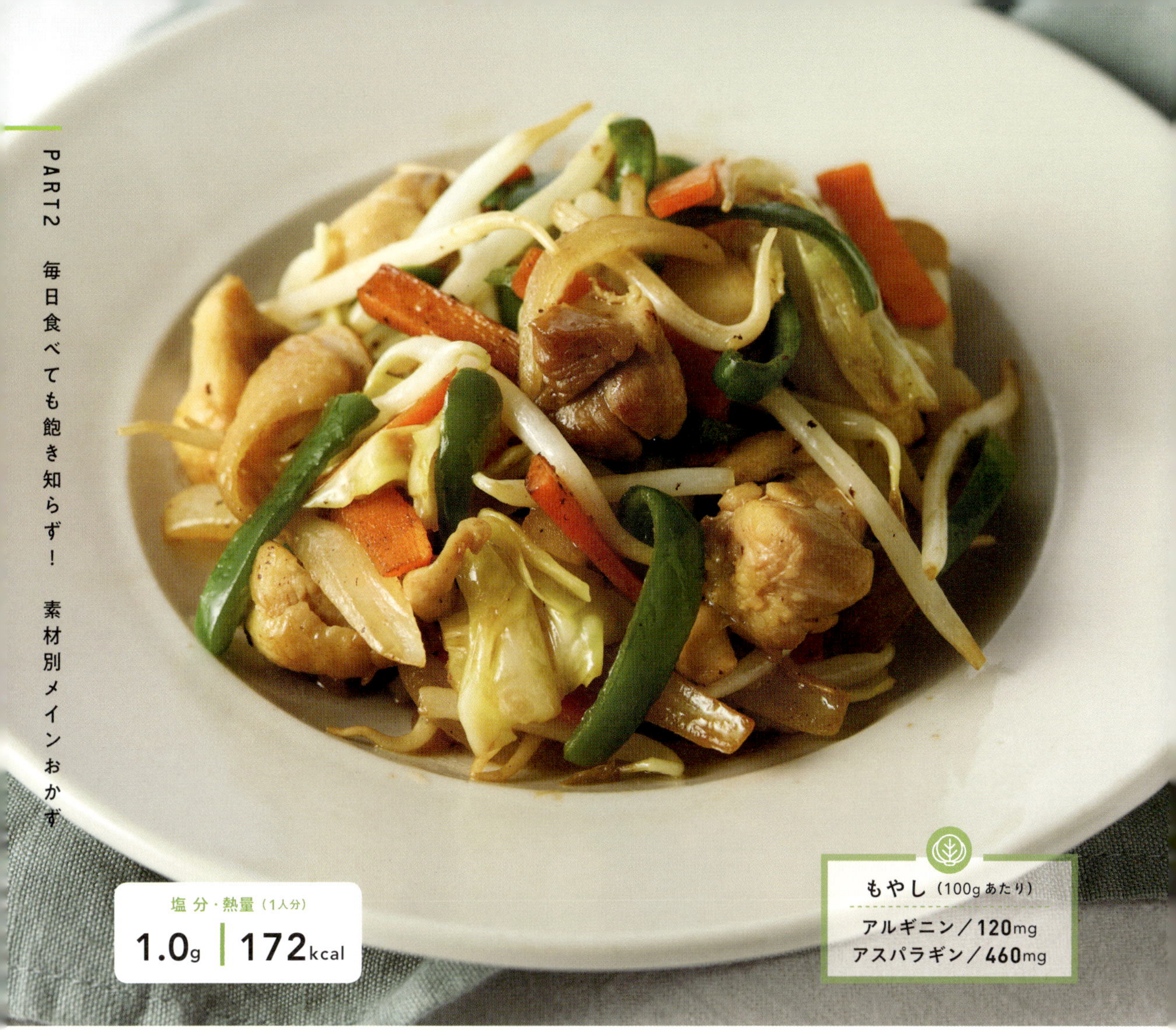

塩分・熱量（1人分）

1.0g | 172kcal

もやし（100gあたり）

アルギニン／120mg
アスパラギン／460mg

野菜おかず

アスパラギン　カリウム

カリウム豊富なキャベツで正常な血圧をキープします

定番の野菜炒め

【材料・2人分】

キャベツ…100g
玉ねぎ…50g
もやし…40g
ピーマン…1個（40g）
にんじん…30g
鶏もも肉…100g
ごま油…小さじ2
にんにく（みじん切り）…3g

A
オイスターソース…小さじ2
白ワイン…小さじ1
中華スープの素…1g
こしょう…少々

【作り方】

1 キャベツは3cm四方、玉ねぎは5mm幅の薄切り、ピーマン、にんじんは4cm長さの短冊切りにする。鶏肉は2cm角に切る。

2 フライパンにごま油を中火で熱し、鶏肉、にんにく、玉ねぎ、にんじん、キャベツ、ピーマン、もやしの順に水分を飛ばしながら、香ばしく炒める。

3 Aを加えて調味する。

オススメ副菜

エスニック春雨サラダ （P.81）

サンラータン （P.87）

COLUMN 2

おにぎりの避けるべき食べ方と、秘められたパワー

戦前の日本で、高血圧性の脳出血による死亡者数が最も多かった地域において、よく食べられていたのが「おにぎり＋漬け物」の組み合わせでした。塩をふってあるおにぎりと、塩分の高い漬け物をセットで食べることが、高血圧の原因になっていたのです。

しかも白米おにぎりの場合、その成分はほぼ100%がデンプンであり、人体にとっては砂糖を直接食べているのと変わらないのです。これは血糖値の急激な上昇につながり、ひいては体全体の不調の原因になります。つまりおにぎりと漬け物を一緒に食べるというのは、高血圧予防と一般的な体調管理のどちらの観点から見ても、避けるべき組み合わせなのです。

しかし、おにぎり単体を栄養吸収の観点から見れば、これはなかなか優秀な食べ物でもあります。やや専門的な話になりますが、デンプンは容易にブドウ糖に分解され、腸管から吸収されます。このブドウ糖は6単糖であり、食塩に含まれる成分の一部であるナトリウムと一緒に、腸管の内膜細胞から吸収されます。細胞内にはナトリウムが極めて少ないので、腸管に存在するナトリウムはその勾配（濃度差）を利用して細胞内に入り、その時にブドウ糖も吸収されるのです。

難しい話になってしまいましたが、これはつまり、おにぎりに塩を使うことで白米が持つ栄養を効果的に吸収できる、ということなのです。現代において、健康維持を目指す人は避けるべき白米の塩おにぎりですが、大昔から何気なく食べられていた日本のソウルフードにこんな偶然があったことは、なかなかに感心させられます。

また、おにぎりには欠かせない海苔にも、秘密はあります。海苔にたっぷり含まれるのが、カリウムやマグネシウムといった複数のミネラル。これらの成分は、血圧を上昇させる効果のある、ナトリウムやカルシウムなどに対抗する力があります。つまり、海苔を巻いたおにぎりは巻かないものに比べ、高血圧予防の効果が高いということなのです。

上で述べた通り、塩分の高い漬け物との組み合わせは避けるべきです。さらに本書の冒頭14ページで、白米は不調の原因になることも書きました。ただ、どうしても白米を我慢できないときは、少量で作ったおにぎりに海苔を巻いて食べるように心がけましょう。くれぐれも、食べすぎは厳禁です。

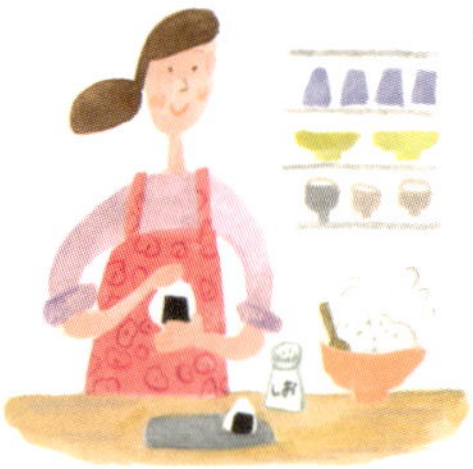

PART

3

献立作りの強い味方!

素材別
サブおかず&汁物

メインのおかずに気を取られて、つけ合わせはどうしても手抜きになりがち。ここでは、おしゃれ感たっぷりなサラダから具沢山のエスニックスープまで、満足度十分な「サブおかず&汁物」を紹介します。どれも献立に加えたくなる減塩メニューばかりなので、さっそく今日の夕飯から取り入れてみましょう。

アルギニン　アスパラギン　オメガ3系

魚
おかず

あじのDHAで動脈硬化や血栓を予防します

あじの南蛮漬け

【材料・2人分】

あじ…1尾（三枚おろし・正味120g）
玉ねぎ…80g
にんじん…30g
にら…20g
片栗粉…大さじ1
オリーブ油…大さじ2
A
みりん…大さじ3
白ワイン、酢…各大さじ1
しょうゆ…大さじ1/2
唐辛子（輪切り）…1/3本分
しょうが（せん切り）…3g

【作り方】

1 あじは2cm幅に切り、片栗粉をまぶす。玉ねぎは薄切り、にんじんは3cm長さの短冊切りにし、にらは3cm長さに切る。

2 あじをオリーブ油で揚げ焼きにし、油をきる。

3 鍋にAを入れて沸騰させ、あじとその他の材料をすべて加える。再び沸騰したら火を止め、そのまま冷ます。あら熱がとれたところで上下を返す。

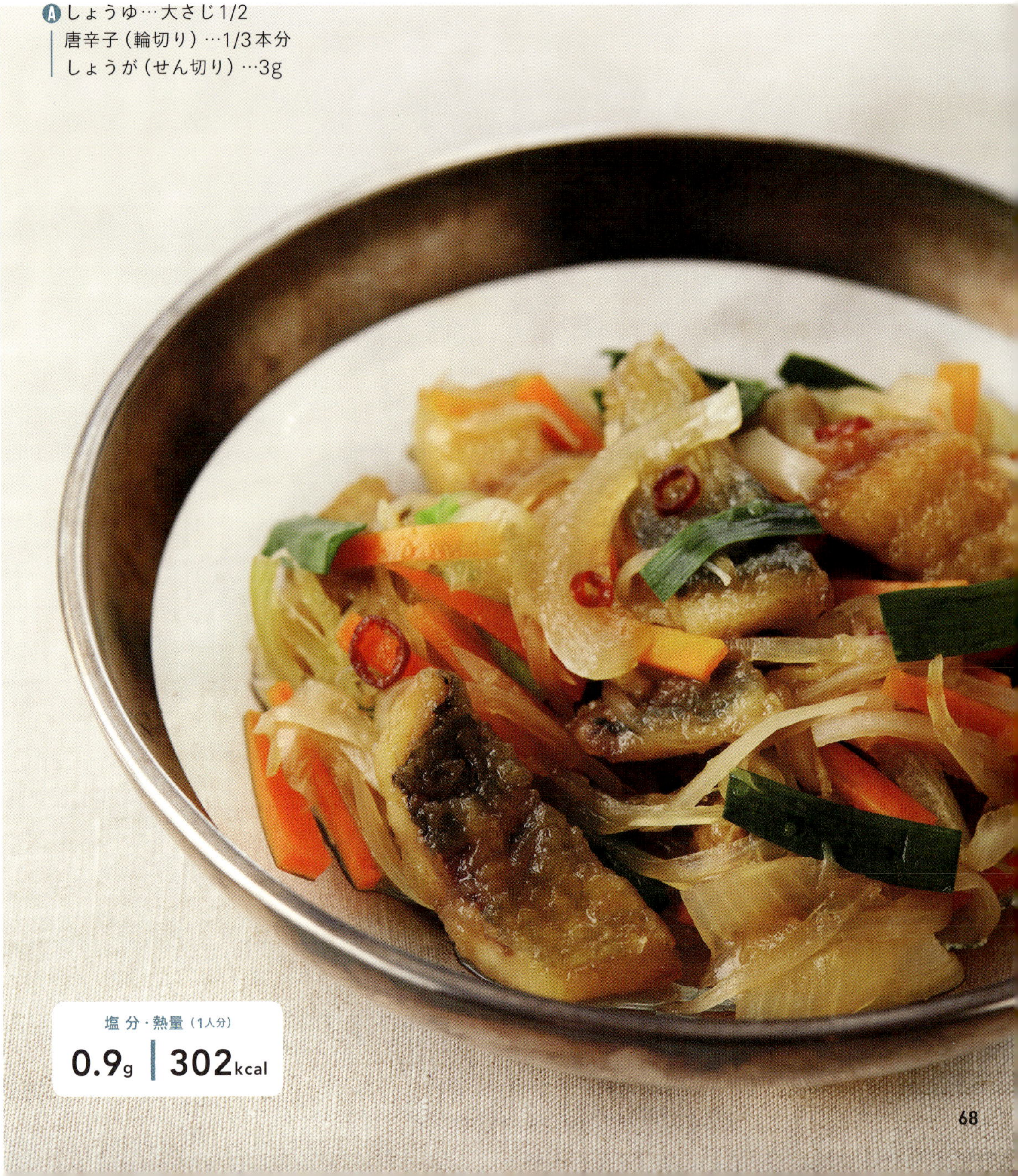

塩分・熱量（1人分）
0.9g | 302kcal

魚 おかず

アルギニン　アスパラギン　マグネシウム

豊富なマグネシウムで血圧を正常化

たこのジンジャーガーリック炒め

【材料・2人分】

ゆでだこ…80g
ブロッコリー…80g
バター（上澄み）…10g
しょうが（みじん切り）…2g
にんにく（みじん切り）…1g
白ワイン、しょうゆ…各小さじ1

【作り方】

1 たこは8mmの輪切りにする。ブロッコリーは小房に分け、電子レンジで2分加熱する。

2 フライパンにバター、しょうが、にんにくを中火で熱し、香りが出たら❶を加えて炒める。白ワイン、しょうゆを加えて調味する。

POINT

レンジ調理が◎

野菜は電子レンジか蒸し器で加熱すると、栄養素が逃げにくい。

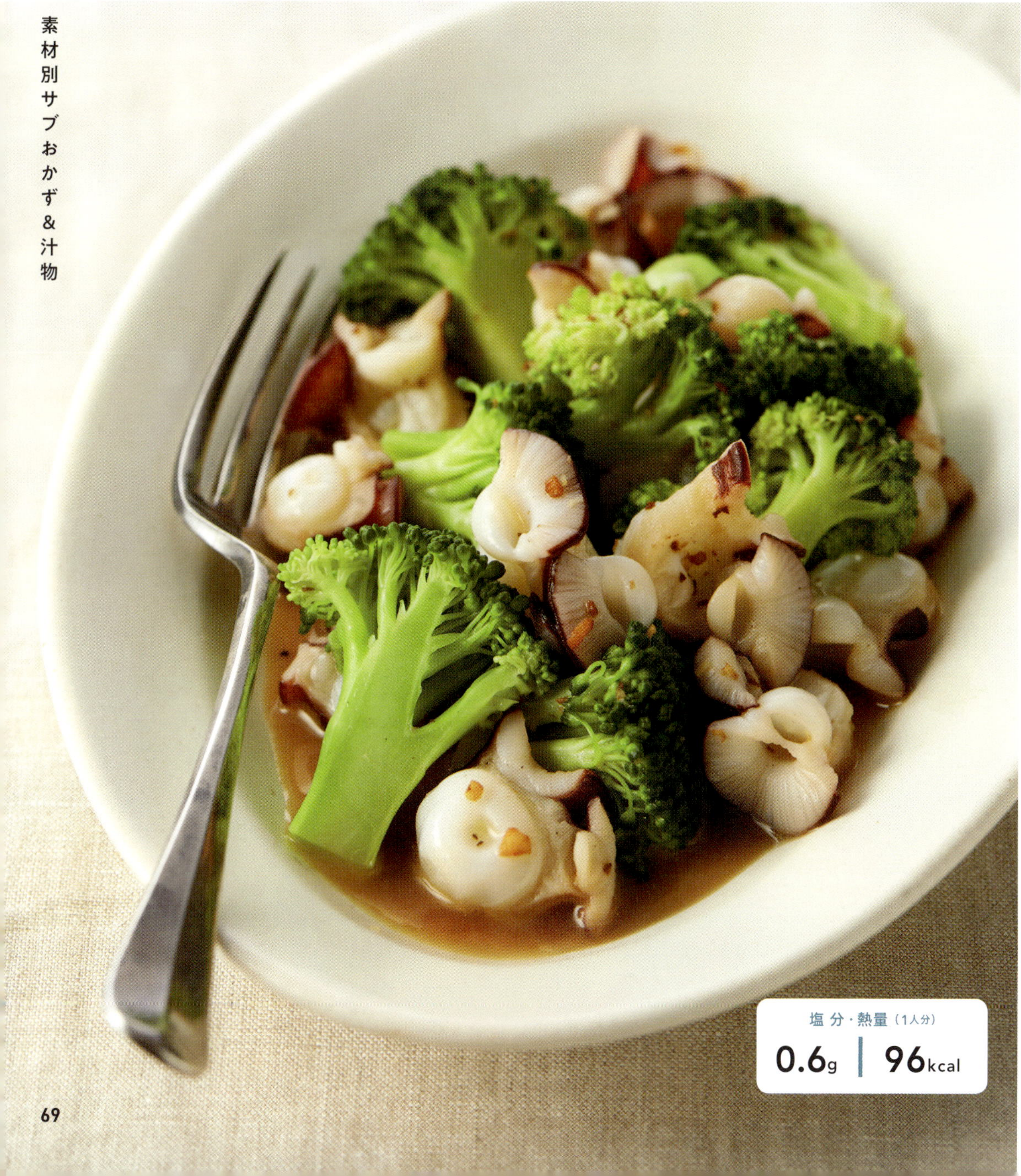

塩分・熱量（1人分）

0.6g | 96kcal

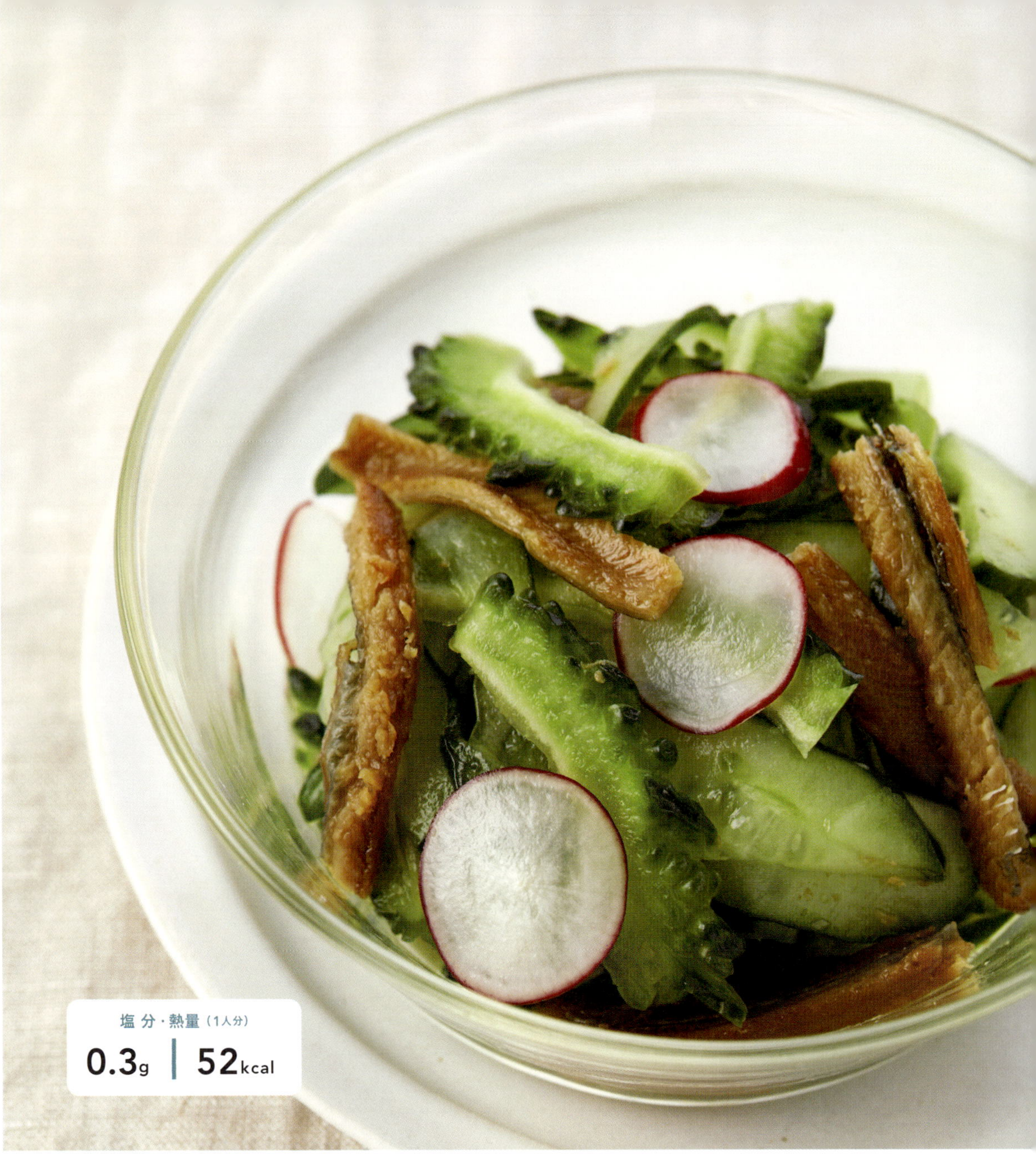

魚 おかず

アルギニン　シトルリン　マグネシウム

あなごのマグネシウムには、心筋梗塞や高血圧の予防効果が！

煮あなごときゅうりの和え物

【材料・2人分】

煮あなご…30g
きゅうり…1本
ゴーヤ…30g
しょうが…3g
しその葉…1枚
ラディッシュ…2個（正味16g）
みりん…小さじ1
塩…0.6g

【作り方】

1 煮あなごは4cm長さの細切りにする。きゅうりは縦半分に切り、2mm幅で斜めに切る。ゴーヤは縦半分に切って種とワタを取り、きゅうりと同様に切る。きゅうりとゴーヤは塩少々（分量外）をし、10分おいてさっと洗い、水分をきる。

2 しょうがとしそはせん切りにする。ラディッシュは薄い輪切りにする。みりんは電子レンジでラップをしないで15秒加熱してアルコール分を飛ばし、あら熱をとる。

3 すべての材料をボウルに入れ、さっくりと和える。

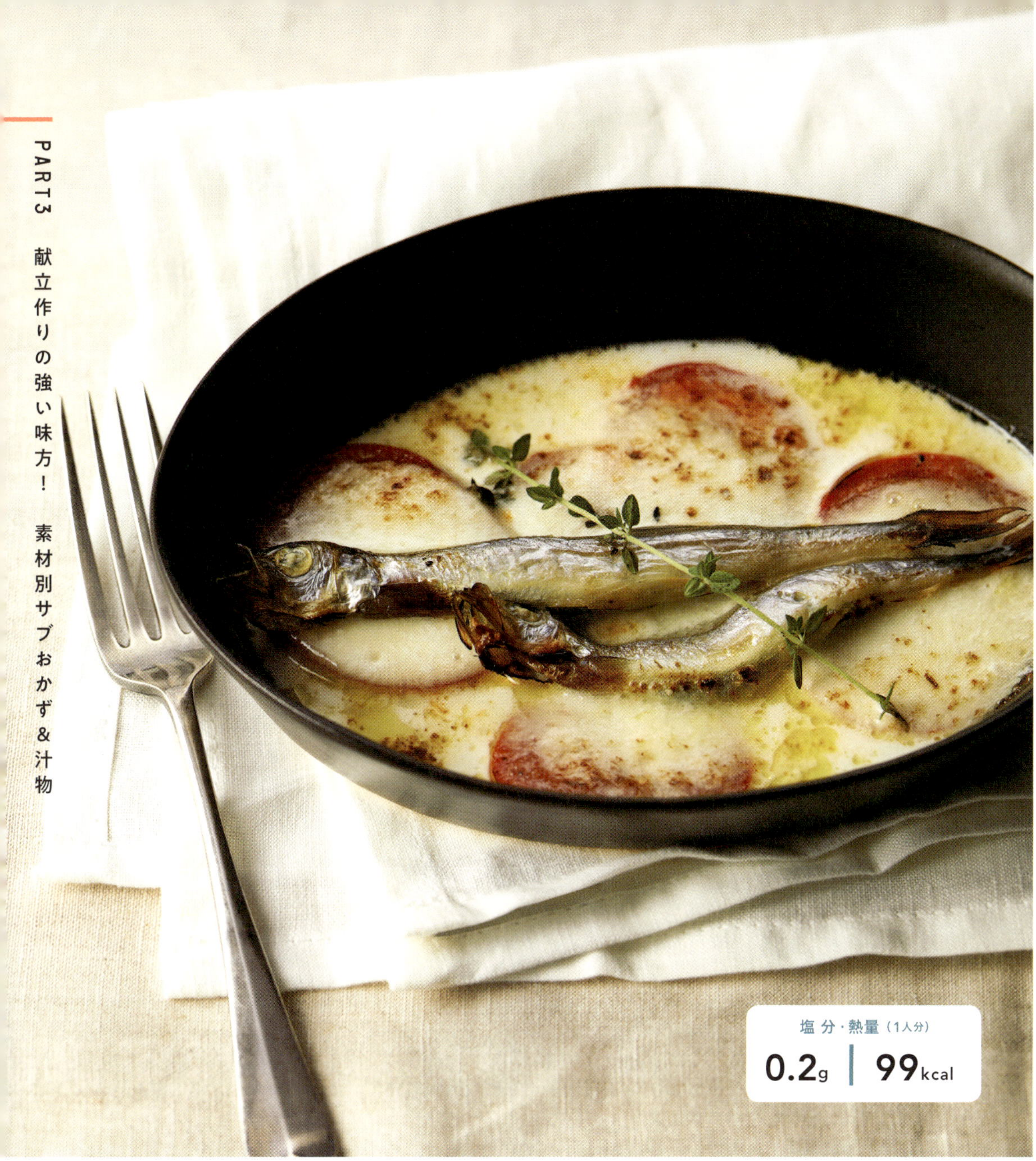

塩分・熱量（1人分）

0.2g | 99kcal

アルギニン　オルニチン　アスパラギン　マグネシウム

魚 おかず

チーズの中でも塩分量の少ないモッツァレラチーズで

ししゃもとトマトのチーズ焼き

【材料・2人分】

ししゃも…2尾（40g）
トマト…小1個（100g）
モッツァレラチーズ…30g
タイム…1枝
こしょう…少々
オリーブ油…3g

【作り方】

1 トマト、チーズは1㎝幅の輪切りにする。

2 耐熱容器にトマト、チーズを重ね、ししゃも、タイムをのせる。こしょうをふり、オリーブ油をかける。

3 オーブントースターで、チーズがこんがりするまで8分ほど焼く。

POINT

他のチーズでもOK

カマンベールやピザ用チーズでも代用できるが、モッツァレラより塩分量が多いので、量を控えめに。

卵
大豆
おかず

アルギニン　アスパラギン　カリウム　マグネシウム

ひじきで高血圧予防に役立つミネラルを補給！

高野豆腐とひじきの煮物

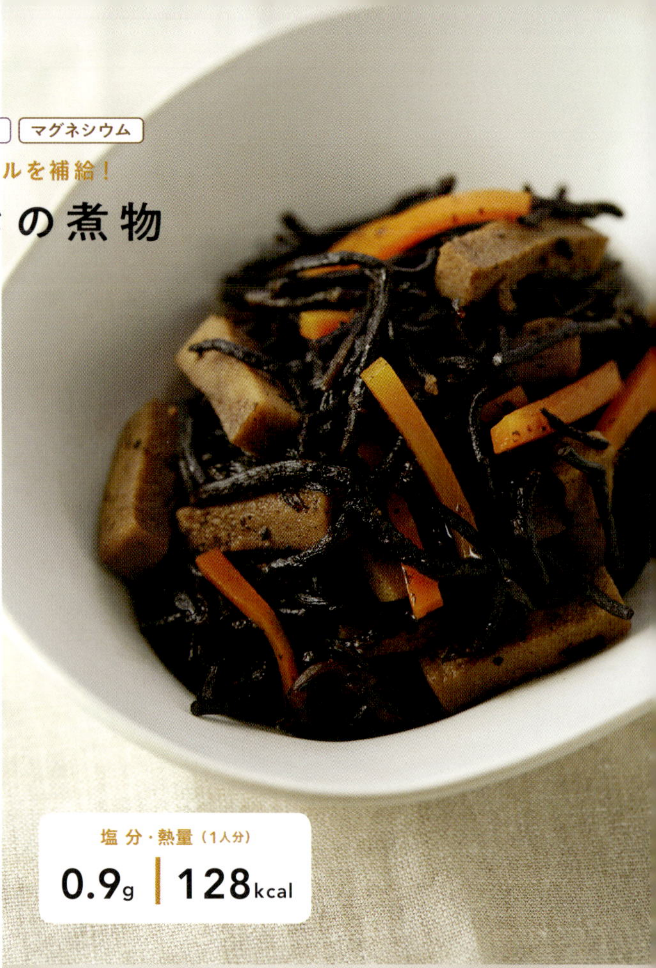

【材料・2人分】

高野豆腐…1個（16g）
ひじき（乾燥）…15g
にんじん…20g
ごま油…小さじ2
だし…200mℓ
みりん…大さじ3
しょうゆ…大さじ1/2

【作り方】

1 高野豆腐はぬるま湯で戻し、何度か湯を替えながら押し洗いする。水が濁らなくなったら水分を絞り、5mm厚さの短冊切りにする。ひじきは洗って水で30分戻し、にんじんは3cm長さの細切りにする。

2 鍋にごま油を中火で熱し、にんじん、ひじきを加えて炒める。高野豆腐、だし、みりん、しょうゆを加えて、水分がほとんどなくなるまで煮る。

塩分・熱量（1人分）
0.9g | 128kcal

卵
大豆
おかず

アルギニン　アスパラギン　マグネシウム

油揚げには血圧調整に役立つ栄養素がたっぷりです

油揚げの茶巾煮

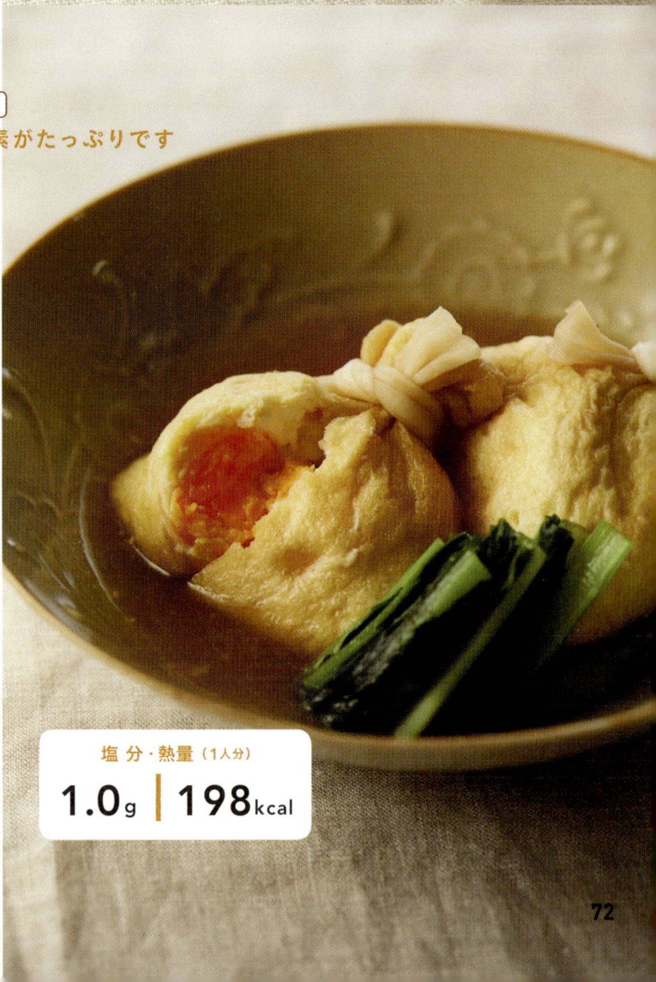

【材料・2人分】

卵…2個
油揚げ…1枚
かんぴょう（乾燥）…20cmのものを2本（3g）
小松菜…40g
Ⓐ だし…200mℓ
Ⓐ みりん…大さじ3
Ⓐ しょうゆ…大さじ1/2

【作り方】

1 油揚げは熱湯をまわしかけて油抜きし、半分に切って袋状に開く。かんぴょうはさっと洗って10分ほど水につけて絞る。小松菜は4cm長さに切る。

2 油揚げの中に卵を割り入れ、口をかんぴょうで結ぶ。

3 鍋にⒶを沸かし、❷を入れて15分ほど煮る。小松菜を加えてさらに1分ほど煮る。

塩分・熱量（1人分）
1.0g | 198kcal

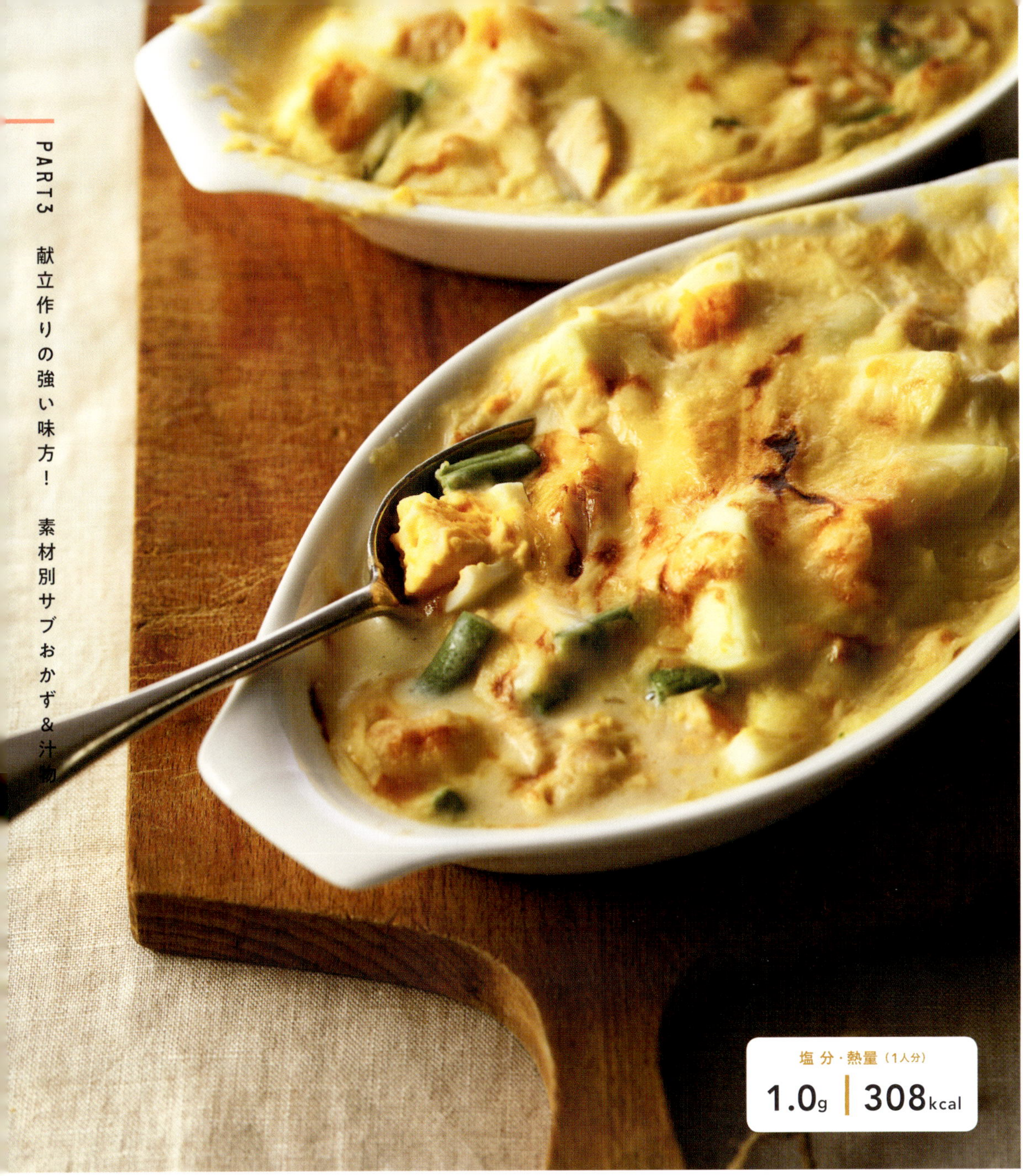

塩分・熱量（1人分）
1.0g | 308kcal

卵
大豆
おかず

アルギニン　アスパラギン　マグネシウム

卵に豊富なアルギニン、アスパラギン酸で血圧正常化を目指しましょう

卵と鶏の豆乳みそグラタン

【材料・2人分】

ゆで卵…2個
鶏むね肉…100g
いんげん…30g
Ⓐ
- 豆乳（無調整）…200㎖
- 片栗粉…小さじ2
- みそ…大さじ1/2

バター（上澄み）…5g
チーズ（ピザ用）…10g

【作り方】

1. ゆで卵と鶏肉は2㎝角に切る。いんげんは筋を取り、2㎝長さに切る。Ⓐは混ぜ合わせる。
2. 鍋にⒶを入れて混ぜながら沸騰させ、鶏肉、いんげんを加えて1〜2分煮たら、ゆで卵を加える。
3. バターを塗った耐熱容器2枚に❷を等分に入れ、チーズを散らしてオーブントースターで8分ほど軽く色付くまで焼く。

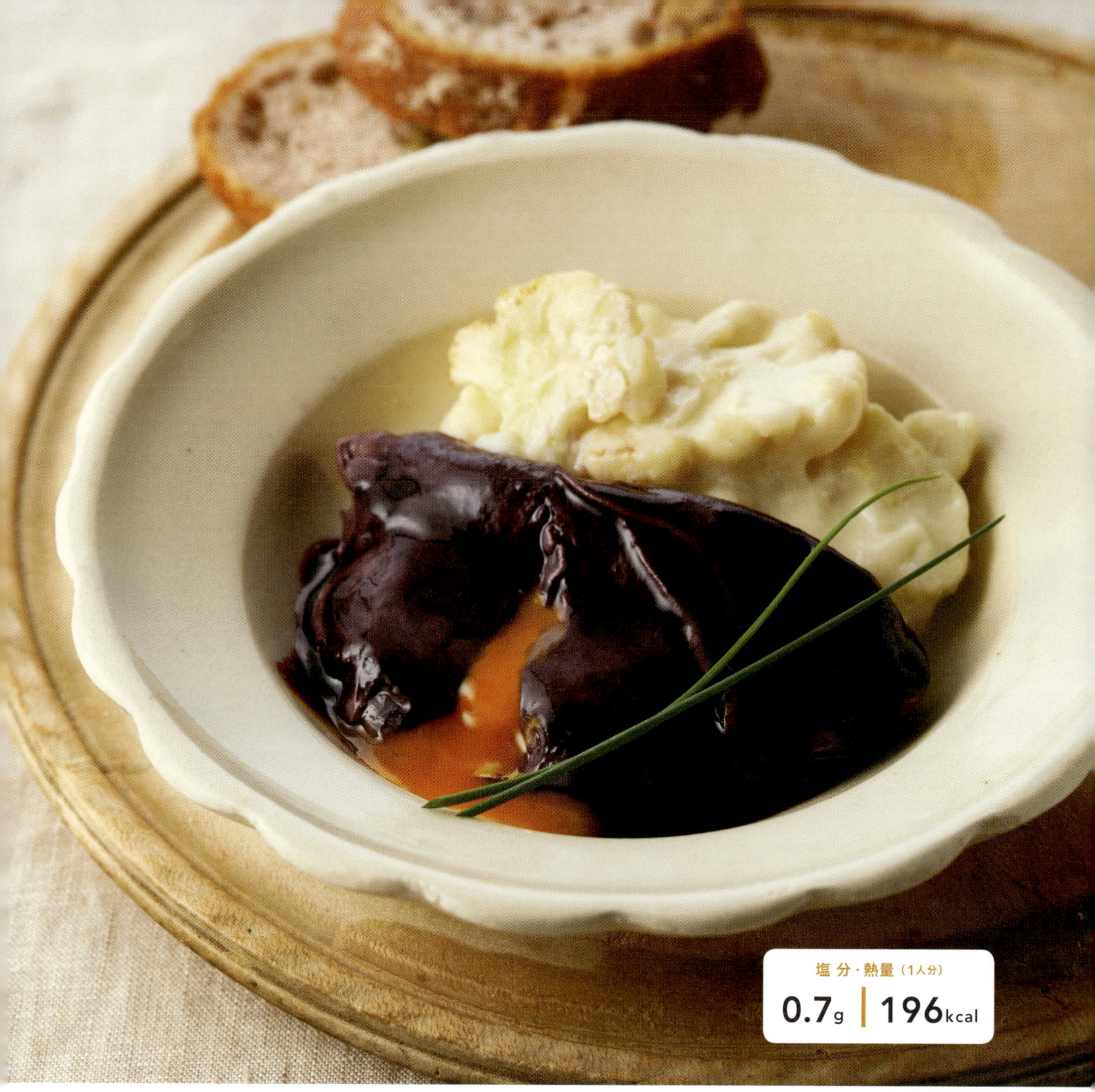

塩分・熱量（1人分）
0.7g | 196kcal

卵
大豆
おかず

アルギニン　アスパラギン　マグネシウム

卵と豆乳のクリームで血栓を予防する、上品な一皿

ポーチドエッグの赤ワイン煮 カリフラワーのクリーム煮添え

【材料・2人分】

卵…2個
カリフラワー…100g
赤ワイン…100mℓ
A
- 豆乳…100mℓ
- 片栗粉…小さじ1
- 塩…1g
- こしょう…少々

バター（上澄み）…10g
あさつき（あれば）…少々

【作り方】

1 小鍋に赤ワインを軽く沸騰する程度に沸かし、卵を落とし入れる。3分ほどしたらそっと返し、もう2～3分して卵黄部分をスプーンなどでそっと触って好みのかたさになっていれば取り出す。赤ワインは漉して小さじ1程度になるまで煮詰める。

2 カリフラワーは小房に分けて1cm幅に切る。Aは混ぜ合わせる。

3 鍋にバターを中火で熱してカリフラワーをソテーし、Aを加えて混ぜながら1～2分火を通す。

4 器に3、1の卵をのせて、煮詰めた赤ワインをかけ、あさつきを飾る。

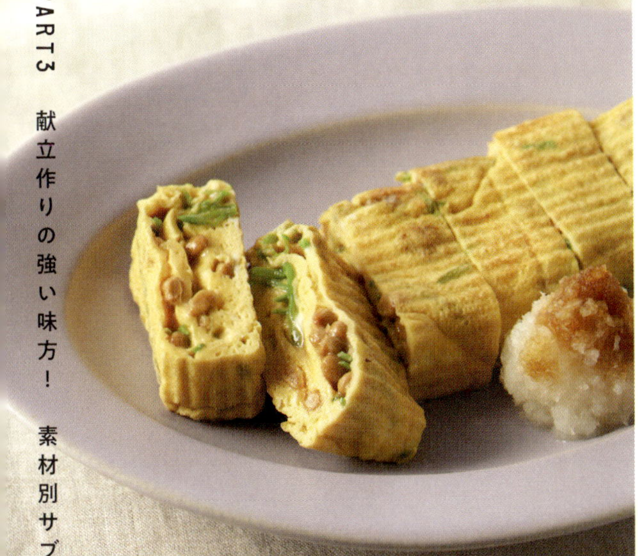

塩分・熱量（1人分）
0.8g | 185kcal

卵 大豆 おかず

アルギニン　シトルリン　マグネシウム

卵＆納豆は高血圧予防にお役立ちの素敵な組み合わせ！

納豆入り卵焼き

【材料・2人分】

卵…3個
納豆（たれ付き）…50g
絹さやえんどう…15g
Ａ だし…大さじ1
　 みりん…小さじ1
ごま油、しょうゆ…各小さじ1
大根おろし（皮ごと）…40g

【作り方】

1 納豆と添付のたれを混ぜる。絹さやは電子レンジで30秒加熱して、細切りにする。

2 ボウルに卵を割り入れて混ぜ、❶、Ａを加えて混ぜる。

3 ごま油を塗った玉子焼き器を中火にかけ、❷の卵液1/3量を流し、かたまってきたら奥から手前に巻く。空いた部分にごま油を塗り、同様に卵液を流し入れて2回巻き、巻きすで形を整える。

4 ❸を6等分に切り分け、大根おろしとしょうゆを添える。

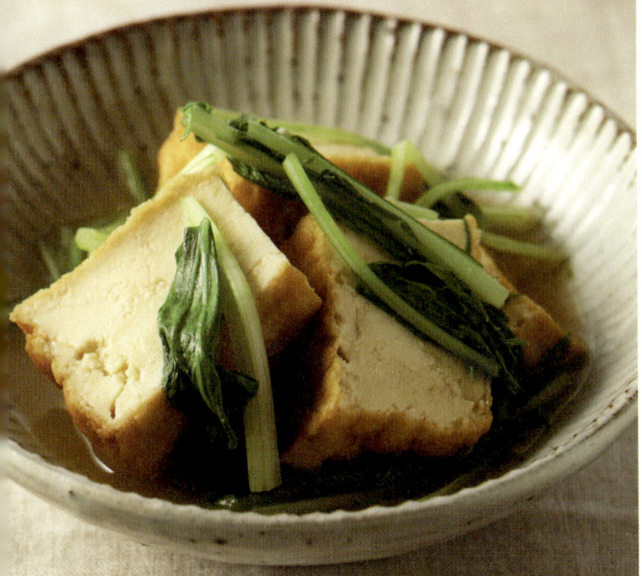

塩分・熱量（1人分）
0.8g | 187kcal

卵 大豆 おかず

アルギニン　アスパラギン　マグネシウム

厚揚げに豊富なマグネシウムは、アスパラギンと一緒に摂ると◎

厚揚げと水菜の煮物

【材料・2人分】

厚揚げ…1枚（180g）
水菜…40g
Ａ だし…100mℓ
　 みりん…大さじ2
　 しょうゆ…大さじ1/2

【作り方】

1 厚揚げは熱湯をまわしかけて油抜きし、縦半分に切ってから1cm幅に切る。水菜は4cm長さに切る。

2 鍋にＡを沸かし、❶を入れて1分ほど煮る。

アルギニン　シトルリン　アスパラギン　カリウム

野菜
おかず

全粒粉にはマグネシウムなどのミネラルがたっぷり詰まっています

全粒粉パン入りサラダ

【材料・2人分】

全粒粉食パン
…1/2枚（35g）
ツナ缶…30g（正味）
トマト…80g
玉ねぎ…30g
セロリ…20g
バジル…4枚
Ⓐ
オリーブ油…15g
白ワインビネガー…10g
塩、こしょう…各少々
バジル（飾り用）…少々

【作り方】

1 全粒粉食パンはひたひたの水に1〜2分つけ、水を含んだら絞って親指大にちぎる。ツナは汁を軽くきる。トマトは2cm角、玉ねぎ、セロリは薄切り、バジルは5mm幅に切る。

2 ボウルにⒶを混ぜ、❶を加えてさらに混ぜる。器に盛り、飾り用バジルをのせる。

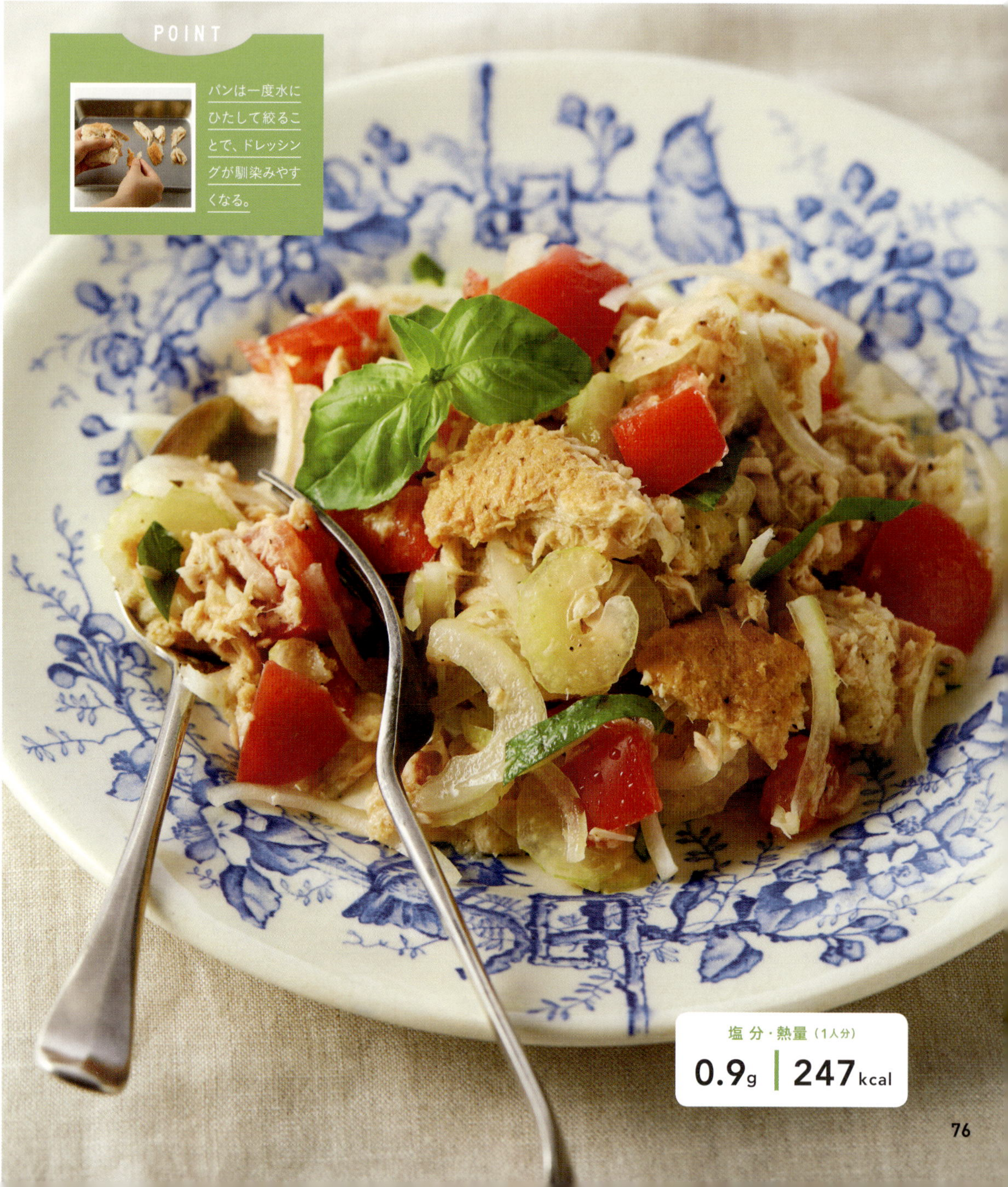

POINT

パンは一度水にひたして絞ることで、ドレッシングが馴染みやすくなる。

塩分・熱量（1人分）
0.9g | 247kcal

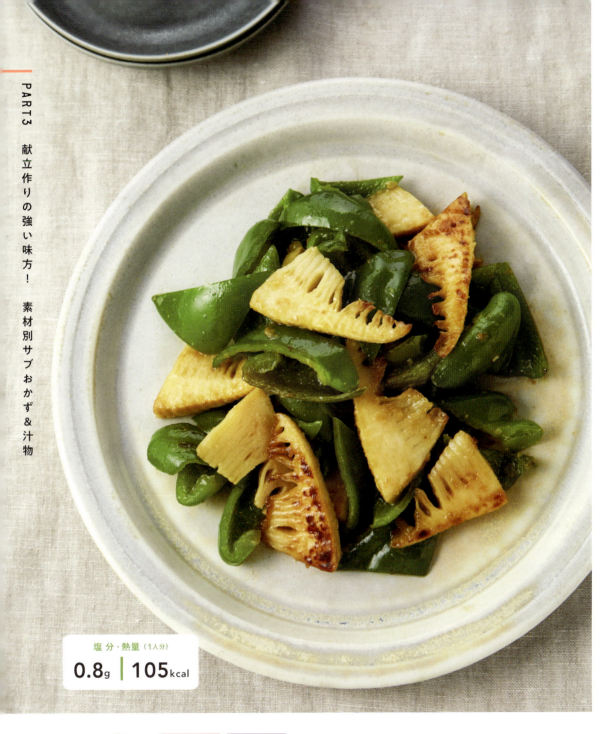

塩分・熱量（1人分）
0.8g | 105kcal

野菜おかず

アスパラギン カリウム

カリウム豊富なたけのこで、塩分過多によるトラブルを改善！

ピーマンとたけのこのみそ風味炒め

【材料・2人分】

ピーマン…2個（80g）
たけのこ（水煮）…100g
ごま油…小さじ2
しょうが（みじん切り）…3g
A みりん、だし汁…各大さじ1
A みそ、しょうゆ…各小さじ1

【作り方】

1 ピーマンは3㎝大の乱切りにし、たけのこはくし形切りにする。

2 フライパンにごま油を中火で熱し、たけのこ、ピーマン、しょうがを炒める。Aを加えて大きく混ぜ、水分がなくなるまで炒める。

アスパラギン　カリウム

野菜
おかず

アスパラギン＆カリウムが血中ナトリウム濃度を下げてくれます

ギリシャ風野菜のマリネ

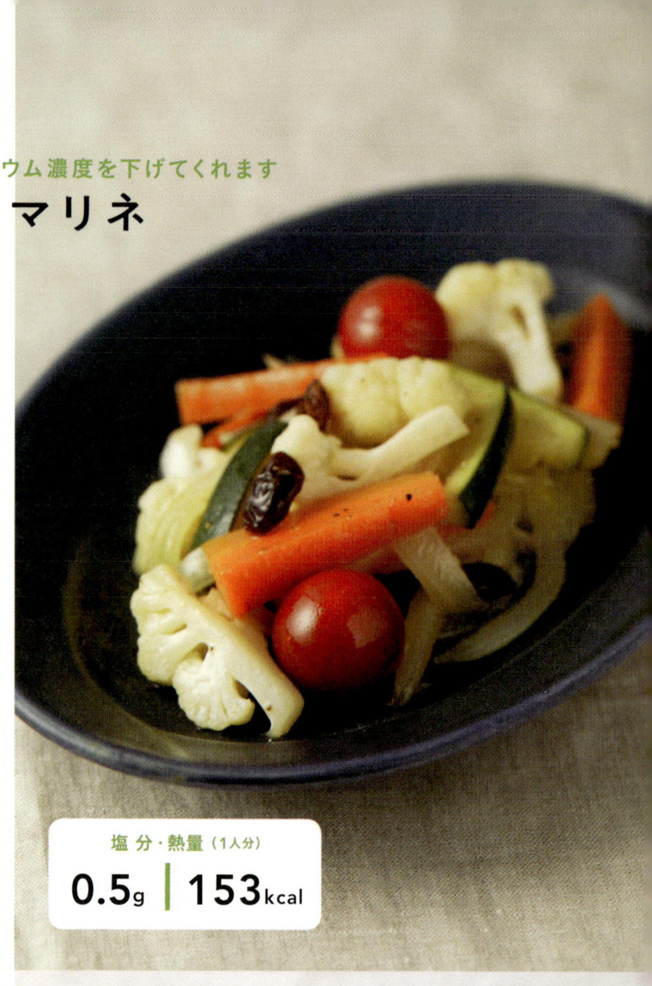

【材料・2人分】

にんじん（皮付き）…40g
ズッキーニ…40g
セロリ…40g
カリフラワー…40g
玉ねぎ…50g
にんにく…1片
オリーブ油…20g
Ⓐ 塩…1g
　 こしょう…少々
白ワイン…大さじ2
レーズン…5g
Ⓑ ミニトマト…4個（40g）
　 レモン汁…小さじ2

【作り方】

1 にんじん、ズッキーニ、セロリは4cm長さの拍子木切りにする。カリフラワーは小房に分け、玉ねぎは5mm幅のくし形切りにし、にんにくは叩き潰す。

2 鍋にオリーブ油15gとにんにくを中火で熱し、香りが出たら玉ねぎ、にんじん、セロリ、カリフラワー、ズッキーニ、Ⓐを順に加えながらじっくり炒める。

3 白ワイン、レーズンを入れてふたをし、弱火で8分ほど蒸し煮にする。Ⓑ、残りのオリーブ油（5g）を加えて混ぜ、そのまま冷ます。

塩分・熱量（1人分）
0.5g | 153kcal

アルギニン　カリウム　マグネシウム

野菜
おかず

アボカドのカリウム含有量は野菜の中でトップクラス！

アボカドとえびのタルタルボード

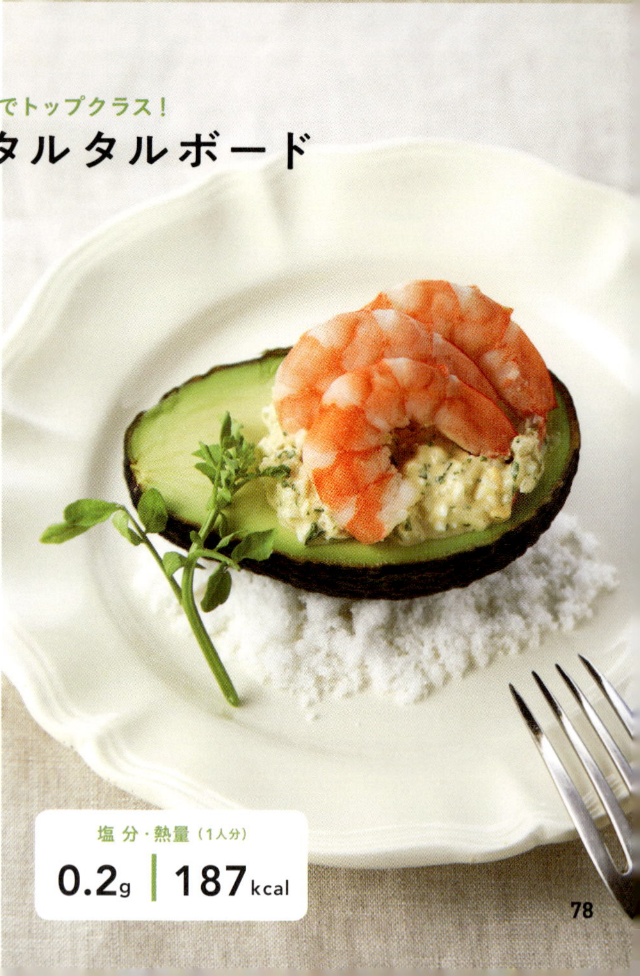

【材料・2人分】

アボカド…1個
えび…6尾（40g）
タルタルソース…大さじ2（作り方P.13参照）
クレソン（飾り用）…2茎

【作り方】

1 アボカドは縦に2等分して種を取りのぞく（アボカドの下処理について詳しくはP.35「豆入りアボカドディップ」参照）。えびは背ワタを取り、ゆでて殻をむく。

2 種の入っていた部分にタルタルソースを半量ずつ入れて、えび3尾をのせる。器に盛り、クレソンを飾る。

＊器の上に塩やアルミホイルを丸めて敷いておくと、アボカドが安定する。

塩分・熱量（1人分）
0.2g | 187kcal

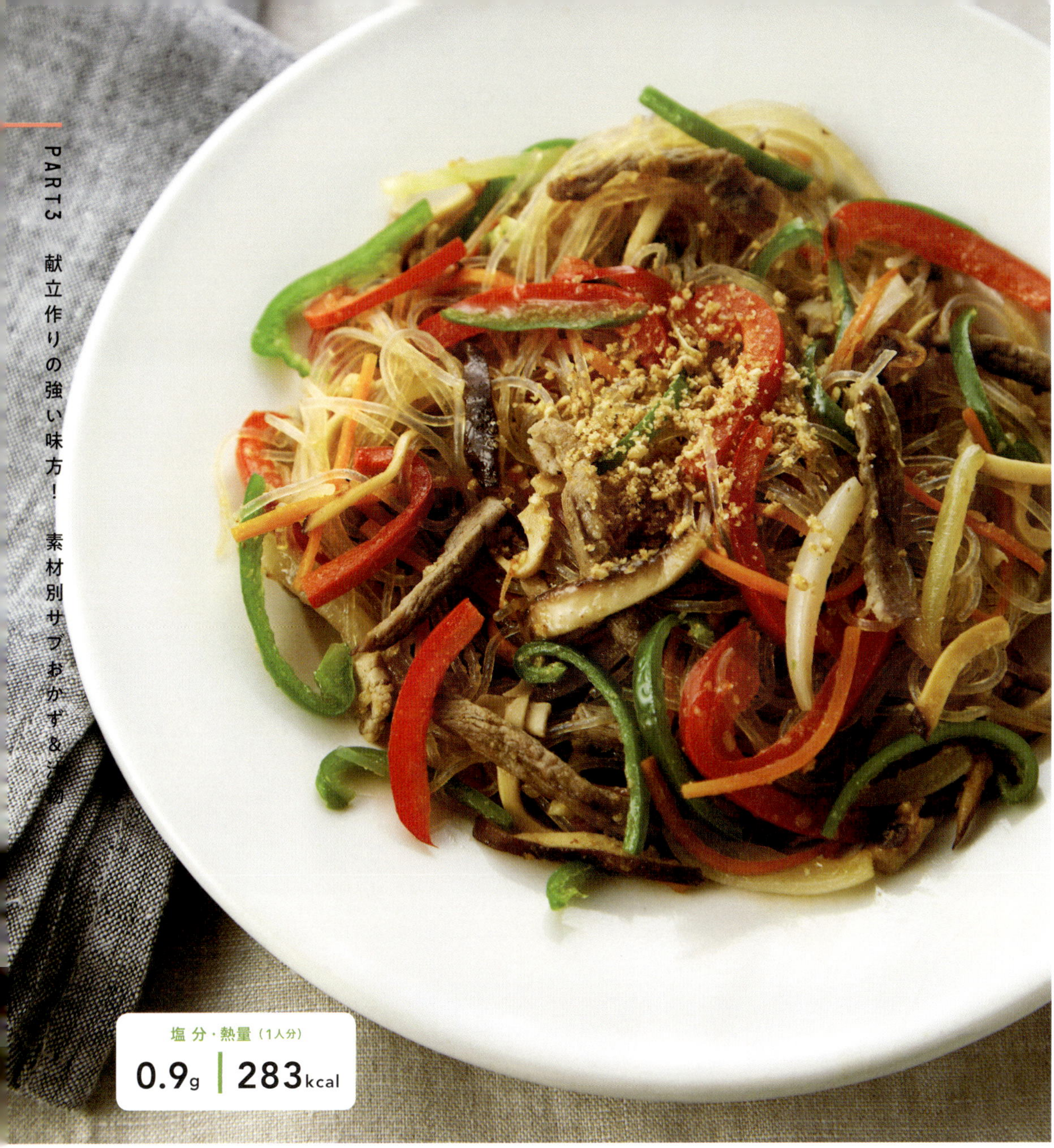

塩分・熱量（1人分）
0.9g | 283kcal

アルギニン　オルニチン　アスパラギン

野菜おかず

パプリカに含まれるビタミンＰには、高血圧の抑制効果が

チャプチェ

【材料・2人分】

- 玉ねぎ…40g
- しいたけ…2枚
- にんじん(皮付き)…20g
- ピーマン…20g
- パプリカ（赤）…20g
- 春雨（乾燥）…30g
- 牛もも薄切り肉…30g
- ごま油…大さじ1
- しょうが（みじん切り）…2g
- にんにく（みじん切り）…1g
- Ⓐ みりん…大さじ2
- Ⓐ しょうゆ…小さじ2
- Ⓐ 白すりごま…小さじ1
- 白すりごま…適量

【作り方】

1. 玉ねぎとしいたけは薄切り、にんじん、ピーマン、パプリカは4cm長さの細切りにする。春雨は3分ゆでて10cm長さに切る。牛肉は4cm長さの細切りにする。
2. フライパンにごま油、しょうが、にんにくを中火で熱する。香りが出たら牛肉、玉ねぎ、にんじん、しいたけ、パプリカ、ピーマン、春雨の順に香りが立つまで炒める。
3. Ⓐを加えて調味する。器に盛り、すりごまを散らす。

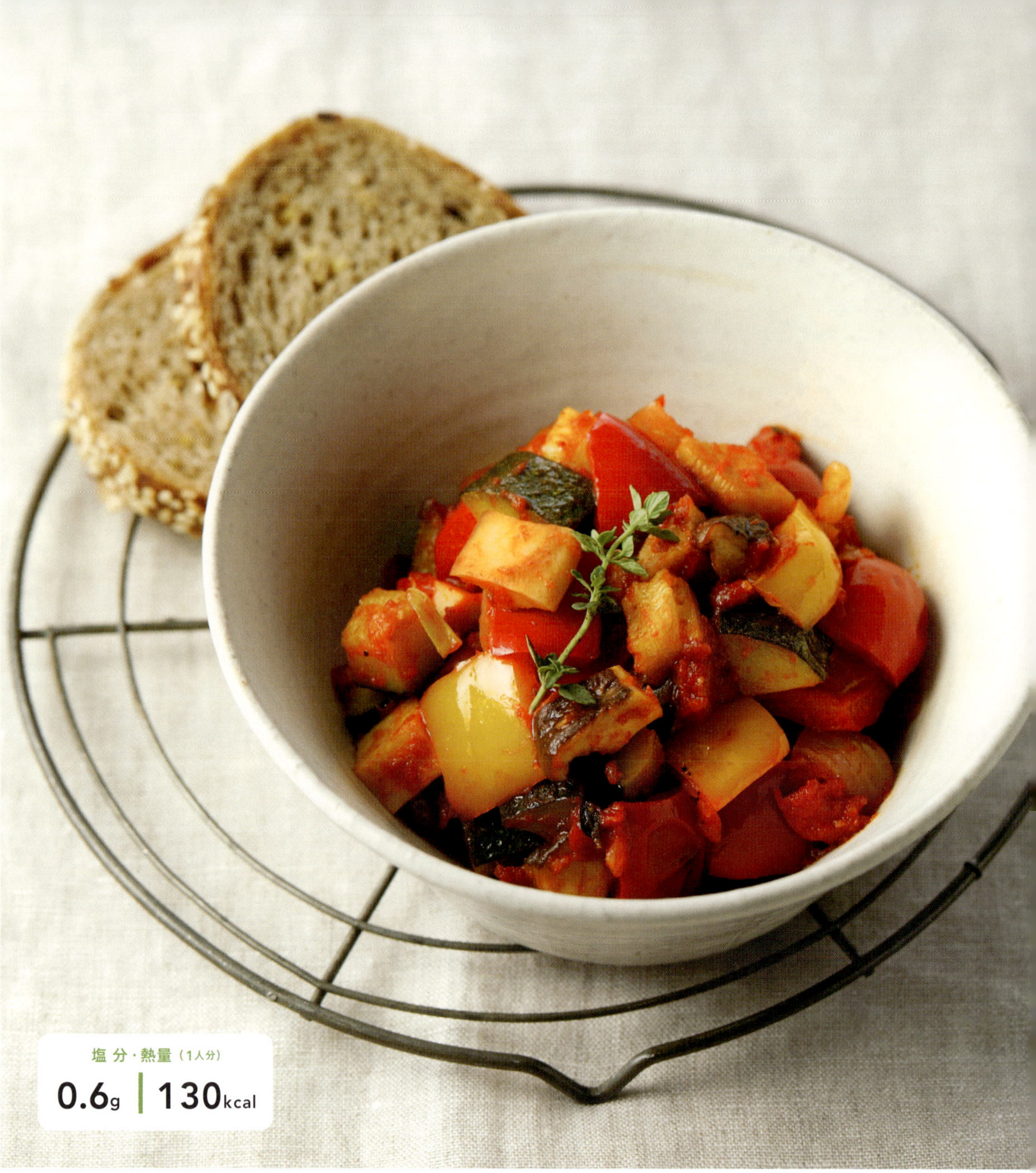

塩分・熱量（1人分）
0.6g | 130kcal

野菜おかず

オルニチン　アスパラギン　カリウム

きのこ類には肝機能を高めるオルニチンがたっぷり

エリンギ入りラタトゥイユ

【材料・2人分】

玉ねぎ…50g
パプリカ（赤・黄）…各40g
ズッキーニ…40g
エリンギ…40g
にんにく…1片
オリーブ油…15g
タイム…1枝
塩…0.6g
こしょう…少々
トマトソース（市販品）…100g
タイム（飾り用）…少々

【作り方】

1. にんにく以外の野菜はすべて1.5cm角に切る。
2. フライパンに叩き潰したにんにくとオリーブ油とタイムを中火で熱し、玉ねぎ、パプリカ、エリンギ、ズッキーニ、塩、こしょうを順に入れ、軽く色付くまで炒める。
3. トマトソースを加えてふたをし、4〜5分煮る。器に盛り、飾り用のタイムをのせる。

野菜おかず

アスパラギン カリウム

れんこんのアスパラギン＆ごまのマグネシウムが、血圧を正常化！

れんこんのじゃこ入りきんぴら

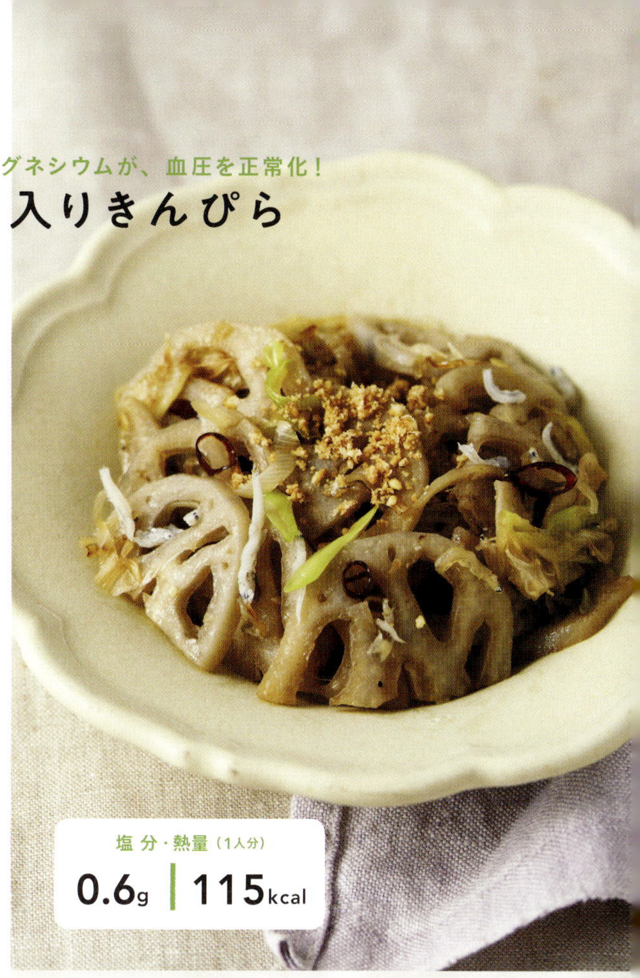

【材料・2人分】

れんこん…120g
ねぎ…50g
ごま油…小さじ2
しょうが（みじん切り）…2g
唐辛子（輪切り）…1/3本分
ちりめんじゃこ…5g
みりん…大さじ2
しょうゆ…小さじ1
白すりごま…少々

【作り方】

1. れんこんは半月の薄切り、ねぎは斜め薄切りにする。
2. フライパンにごま油としょうがを入れ、中火で熱する。れんこんとねぎを加えて色付くまでよく炒め、唐辛子、じゃこを加える。
3. みりんとしょうゆを加えて大きく混ぜて、水分を飛ばす。器に盛り、すりごまを散らす。

塩分・熱量（1人分）
0.6g | 115kcal

野菜おかず

シトルリン アスパラギン カリウム

シトルリン、カリウム豊富なゴーヤで、高血圧を予防します

エスニック春雨サラダ

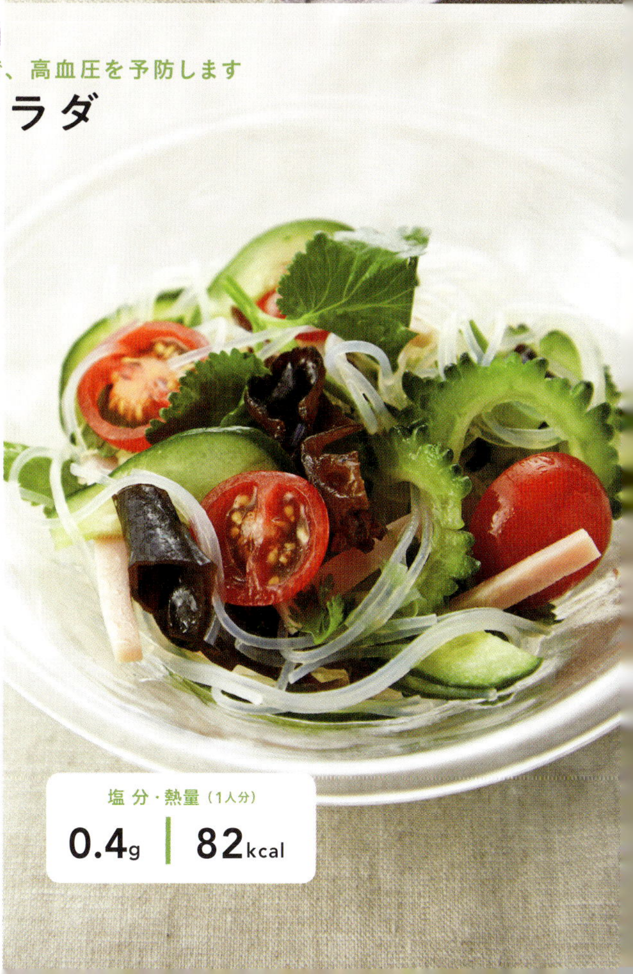

【材料・2人分】

ミニトマト…2個（20g）
きゅうり…15g
ゴーヤ…15g
春雨（乾燥）…10g
きくらげ（乾燥）…1g
ハム…1枚（10g）
香菜…5g
Ⓐ ピーナツ油…10g
Ⓐ レモン汁…大さじ1/2
Ⓐ ナンプラー…3g

【作り方】

1. 春雨は3分ゆでてザルにとり、さっと洗って10cm長さに切る。きくらげは水で戻して1cm幅に切る。
2. ハムは半分に切って細切りに、香菜は2～3cm長さに、ミニトマトはヘタを取って縦半分に切る。きゅうりは縦半分に切って半月の薄切りに、ゴーヤは縦半分に切って種とワタを取り、半月の薄切りにする。
3. ボウルにⒶを合わせ、❶、❷を和える。

塩分・熱量（1人分）
0.4g | 82kcal

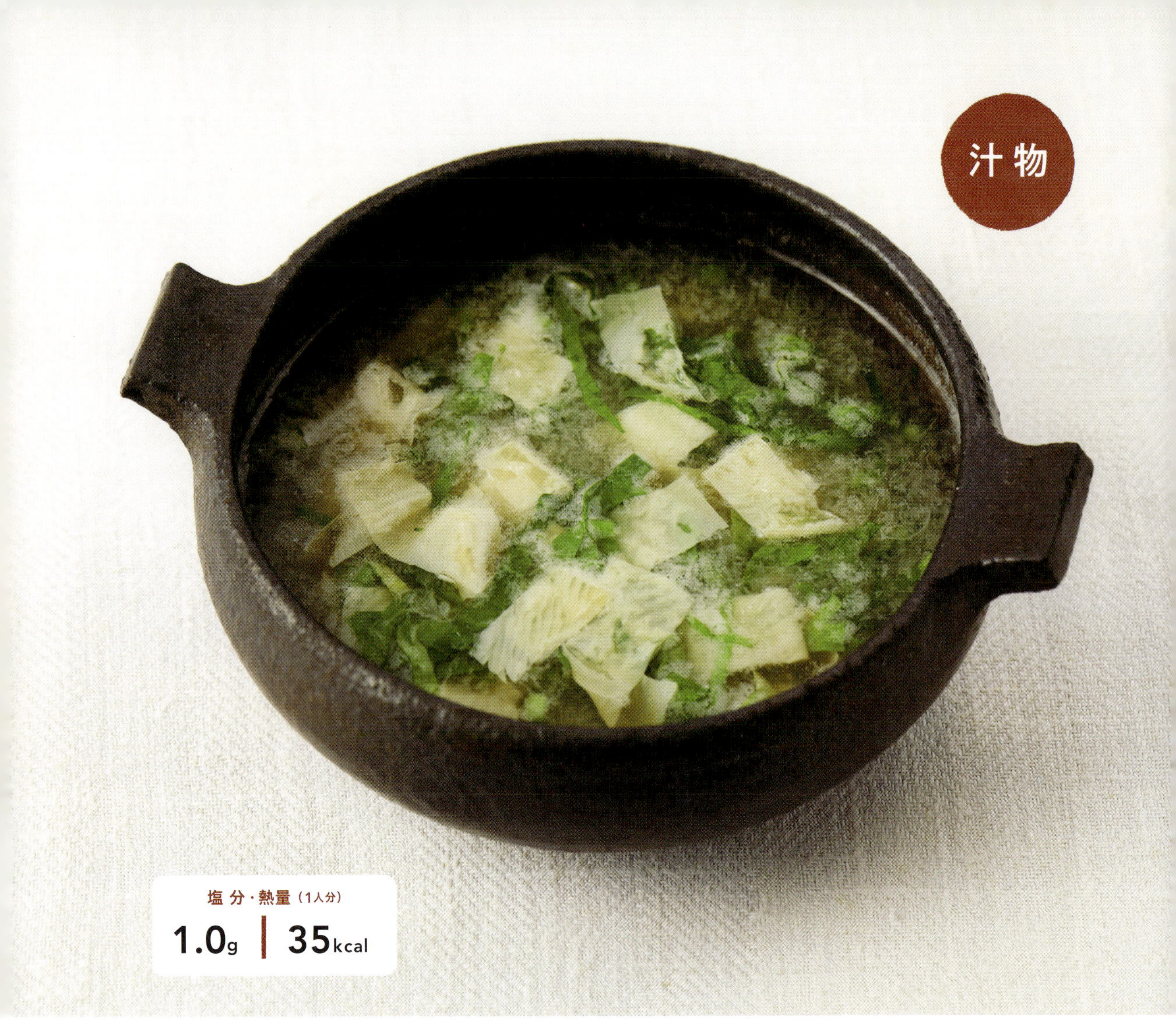

汁物

塩分・熱量（1人分）

1.0g | 35kcal

アスパラギン　マグネシウム

アスパラギン、マグネシウム豊富な湯葉で作る、絶品汁物

かぶと湯葉のすり流し汁

【材料・2人分】

かぶ（皮・葉付き）…1個（100g）
湯葉（乾燥）…4g
重曹…ひとつまみ
だし…250mℓ
みりん…小さじ1
しょうゆ…小さじ2

【作り方】

1 かぶは葉を切り、洗ってすりおろす。葉は3cm長さ、5mm幅に切る。

2 湯葉は重曹とともにバットに入れ、熱湯を注いでよく混ぜ、10分ほどおいて戻す。洗って4cm長さ、1cm幅の短冊切りにする。

3 鍋にだしを沸かし、みりん、しょうゆ、❶、❷を入れてひと煮立ちさせる。

POINT

うまみたっぷり和風だし

和風のだしには、昆布にグルタミン酸、かつお節にイノシン酸といううまみ成分が含まれるため、少ない調味料でもおいしく作れる。

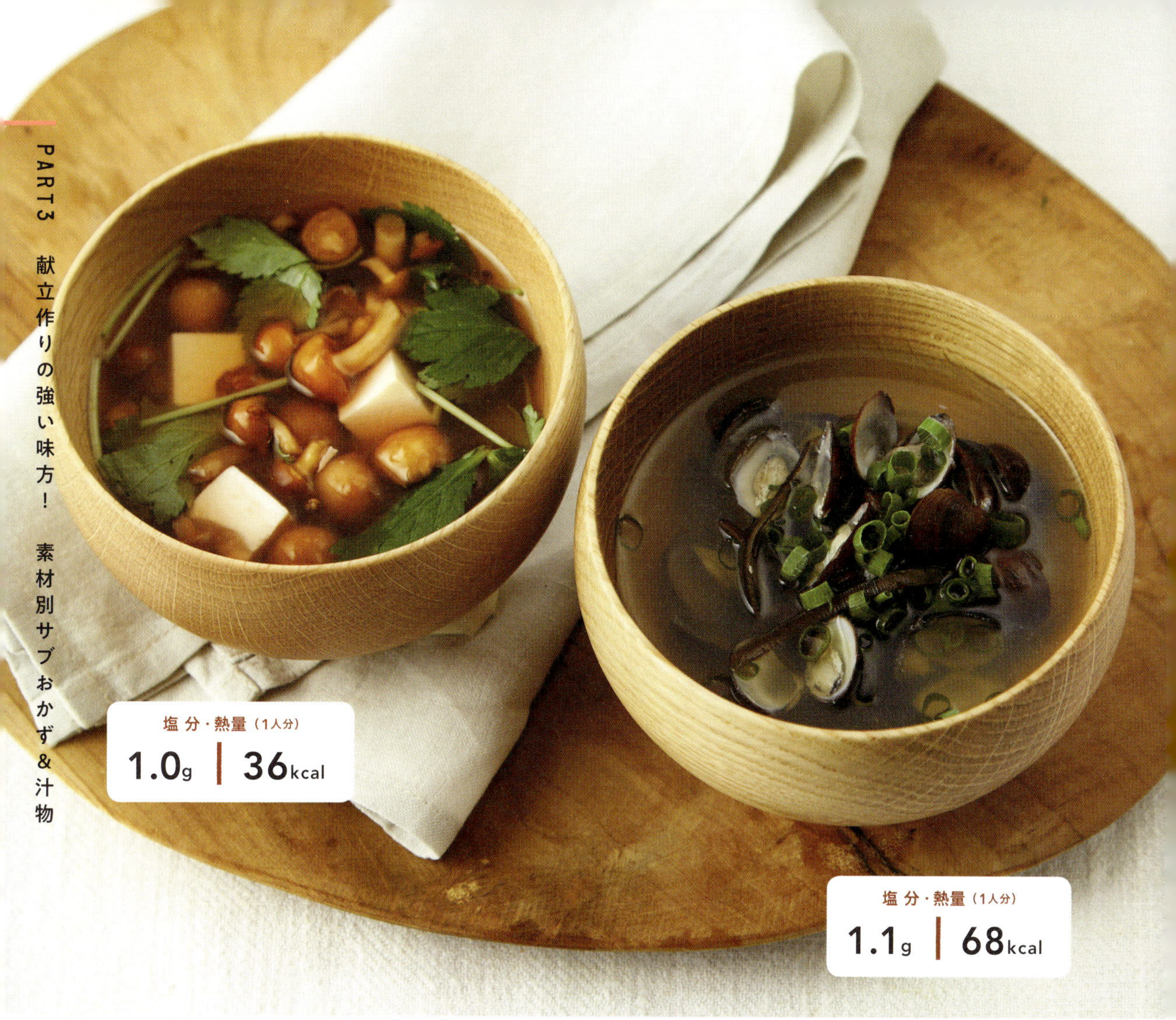
塩分・熱量（1人分）
1.0g | 36kcal
塩分・熱量（1人分）
1.1g | 68kcal

アルギニン　オルニチン　アスパラギン　マグネシウム

八丁みそは塩分少なめなうえ、
抗酸化作用のある成分がたっぷり

なめこの赤だし汁

【材料・2人分】

なめこ…60g
絹ごし豆腐…60g
三つ葉…5g
だし…300mℓ
八丁みそ（赤みそ）…小さじ2

【作り方】

1. なめこはざるに入れて流水でぬめりを洗い流し、水気をきる。豆腐は1.5cm角に切る。三つ葉は2cm長さに切る。
2. 鍋にだしを沸かし、なめこ、豆腐を入れてみそを溶く。ひと煮立ちしたら三つ葉を加える。

アルギニン　オルニチン　マグネシウム

肝機能を高めるオルニチンを摂るなら、
しじみ汁がオススメ！

しじみのみそ汁

【材料・2人分】

しじみ…150g
水…300mℓ
刻み昆布…2g
みりん…小さじ1
みそ…小さじ2
万能ねぎ（小口切り）…2g

【作り方】

1. しじみは水（分量外）につけて砂抜きをして、殻同士をこすり合わせて洗う。
2. 鍋にしじみ、水、刻み昆布、みりんを入れて弱火にかける。沸騰してしじみの口が開いてきたらアクを取り、みそを溶く。
3. 椀によそい、万能ねぎを散らす。

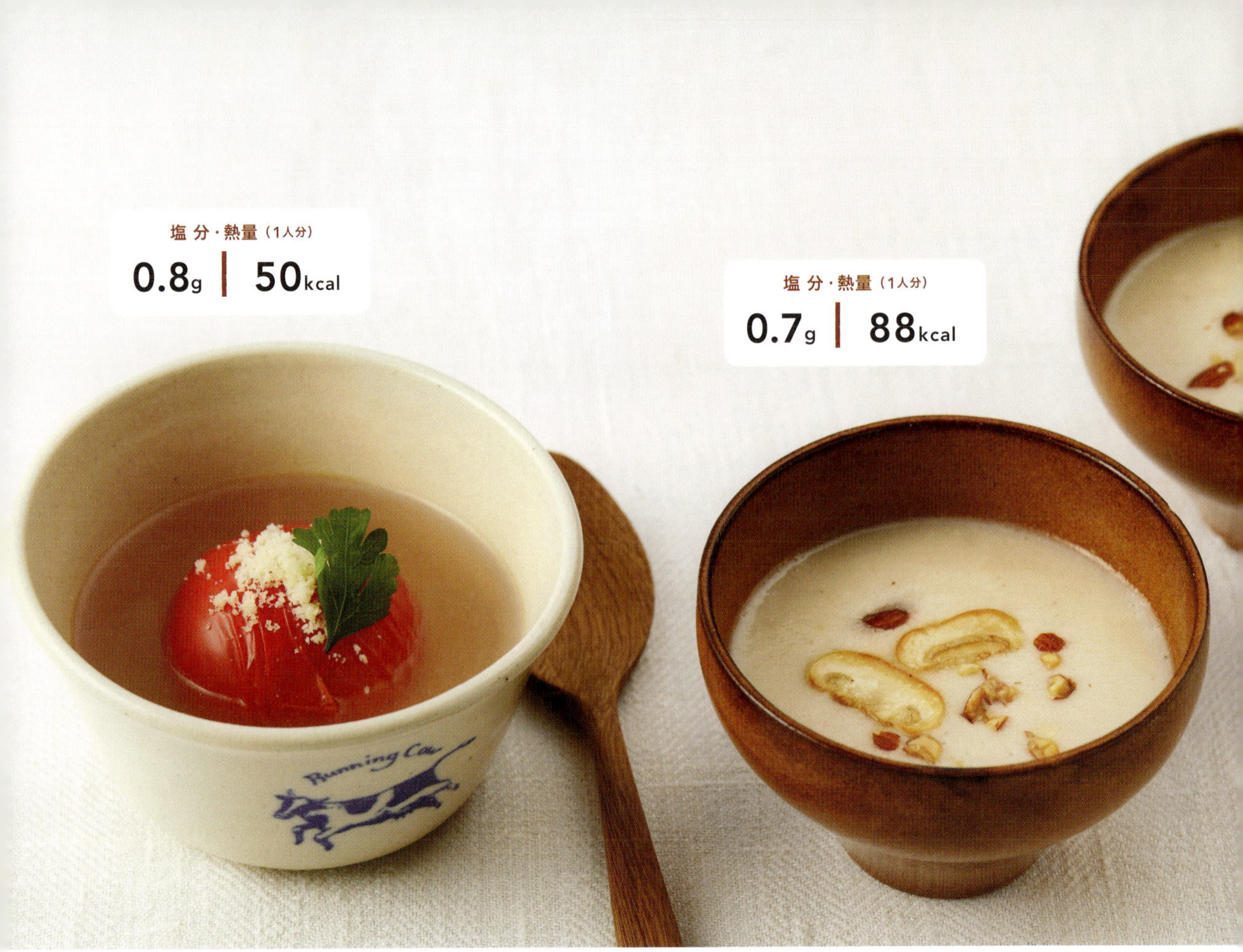
塩分・熱量（1人分）
0.8g | 50kcal
塩分・熱量（1人分）
0.7g | 88kcal
Running Cow

オルニチン　アスパラギン

アスパラギンが豊富なトマトをどーんと！

丸ごとトマトのスープ

【材料・2人分】

トマト…2個

A
- 水…200mℓ
- チキンブイヨンの素、塩……各1g
- こしょう…少々

粉チーズ…5g

イタリアンパセリ（あれば）…少々

【作り方】

1 トマトはヘタをくり抜く。

2 鍋にⒶを入れて沸かし、トマトを加えて煮汁をかけながら2〜3分煮る。器によそって粉チーズをかけ、イタリアンパセリを飾る。

オルニチン　アスパラギン

ミネラル豊富なアーモンドミルクをスープに

マッシュルームのアーモンドポタージュ

【材料・2人分】

マッシュルーム…100g

玉ねぎ…60g

A
- 水…100mℓ
- チキンブイヨンの素、塩…各1g
- こしょう…少々

バター（上澄み）…10g

アーモンドミルク（無糖）…200mℓ

トッピング
- 素焼きアーモンド（あらみじん切り）…5g

【作り方】

1 マッシュルームと玉ねぎは薄切りにする。

2 鍋にバターを中火で熱し、玉ねぎをあまり色付かないようによく炒め、マッシュルームを加えてさらに炒める。トッピング用のマッシュルーム5gを取り分ける。Ⓐを加えて8分ほど煮込む。

3 ❷をアーモンドミルクとともにミキサーにかけ、なめらかにする。鍋に戻して温め、器によそい、トッピングのマッシュルームとアーモンドを飾る。

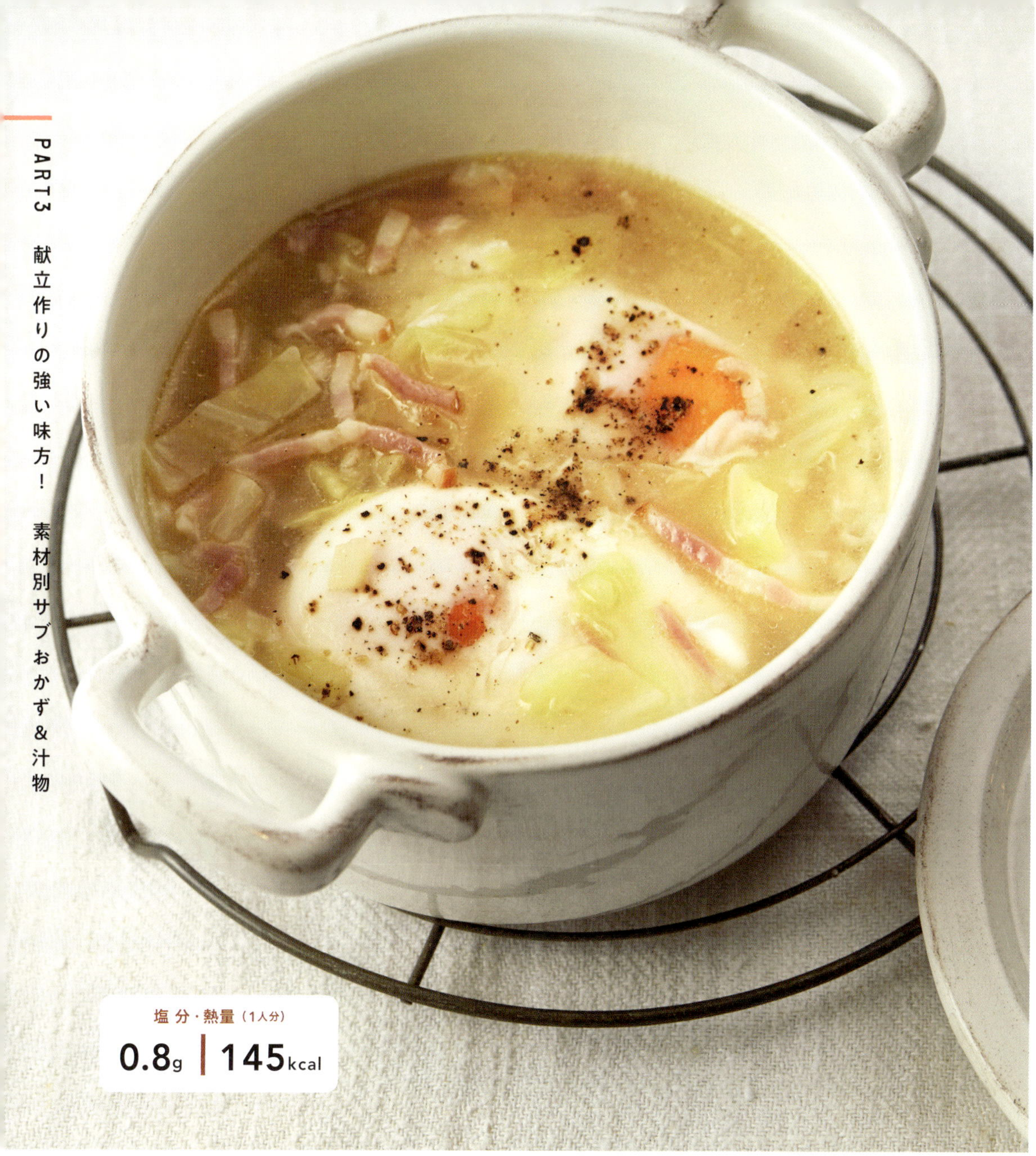

塩分・熱量（1人分）
0.8g | 145kcal

アルギニン　オルニチン　アスパラギン

卵はアルギニン、アスパラギンが同時に摂れる優秀食材

ポーチドエッグ入りキャベツスープ

【材料・2人分】

キャベツ…50g
卵…2個
ベーコン…20g
バター（上澄み）…5g
| 水…250mℓ
Ⓐチキンブイヨンの素…1g
| 塩…少々
あら挽き黒こしょう…少々

【作り方】

1 キャベツは3cm長さの短冊切り、ベーコンは細切りにする。

2 鍋にバターを中火で熱し、ベーコンを炒めて色付いたら、キャベツを加えて炒める。

3 ❷にⒶを加えて沸騰したら卵を落とし、好みの加減に火を通す。

4 器に盛り、こしょうをふる。

POINT

チキンブイヨンと合うのは？

チキンブイヨンにはイノシン酸が豊富なので、トマト、セロリ、玉ねぎなどの野菜のグルタミン酸と組み合わせると、うまみが倍増。

アルギニン　オルニチン　マグネシウム

オルニチンがたくさん摂れる、エスニックスープ

トムヤムクン

【材料・2人分】

えび（有頭）…4尾（100g）
しめじ…30g
レモングラスの茎…10g
香菜の根…1本分

A
- 水…300mℓ
- しょうが（薄切り）…4枚
- ローリエ…1枚
- 赤唐辛子…2本
- レモン（半月切り）…4枚（10g）
- みりん、白ワイン…各小さじ2
- ナンプラー…小さじ1
- チキンブイヨンの素…1g

香菜（飾り用・ざく切り）…3g

【作り方】

1 えびは背中に切り込みを入れて背ワタを取る。しめじはほぐし、レモングラスの茎は斜め2cm長さに切る。香菜の根は包丁の背で軽く叩いておく。

2 鍋に❶、Ⓐを入れて沸かし、アクを取る。

3 器によそい、飾り用の香菜をのせる。

POINT

減塩スープ作りのコツ

酢や唐辛子などの酸味や辛味、ごまや香味野菜、ハーブなどの香りをプラスすると、塩分をカットしても物足りなさが軽減される。

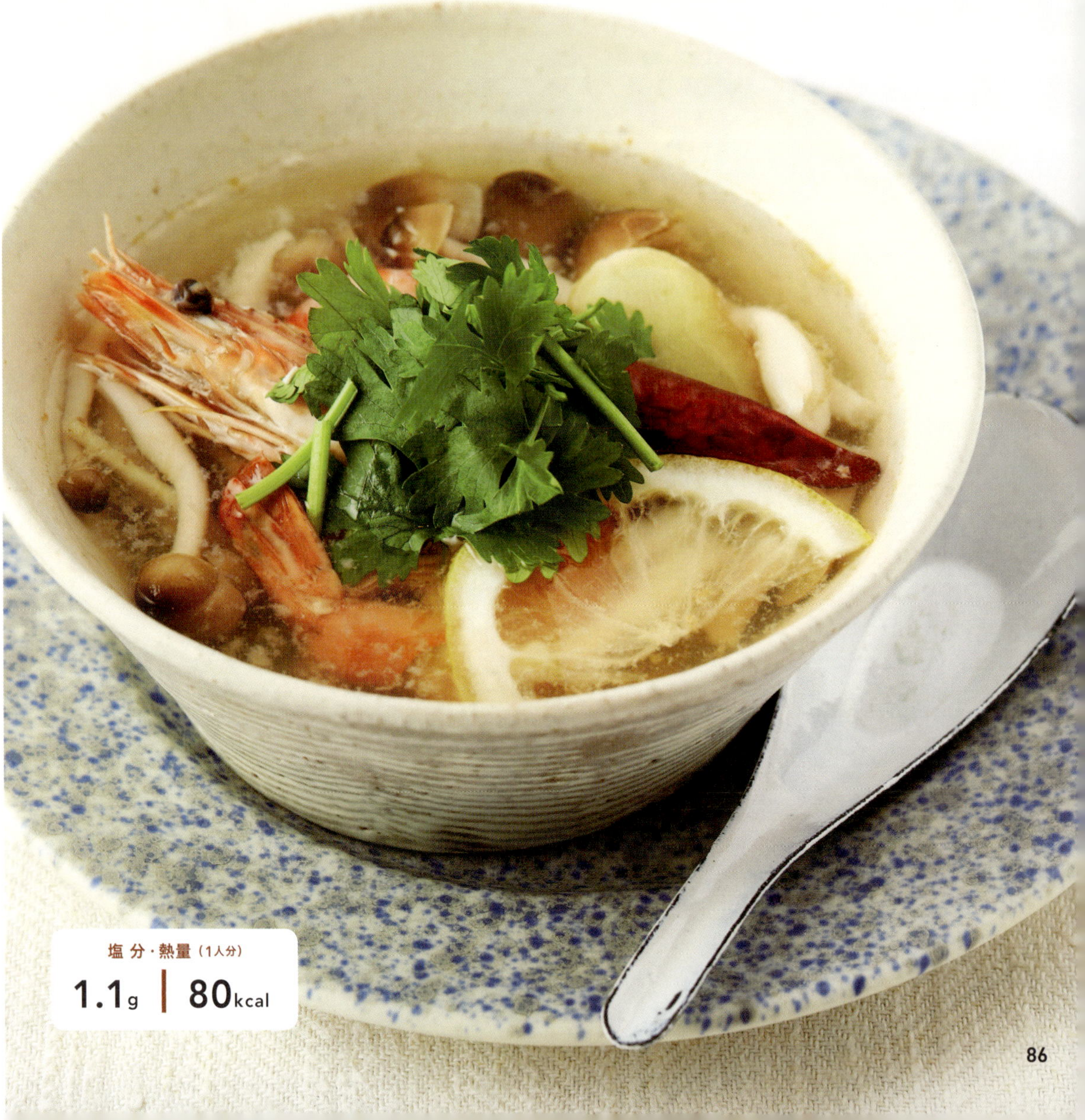

塩分・熱量（1人分）
1.1g | 80kcal

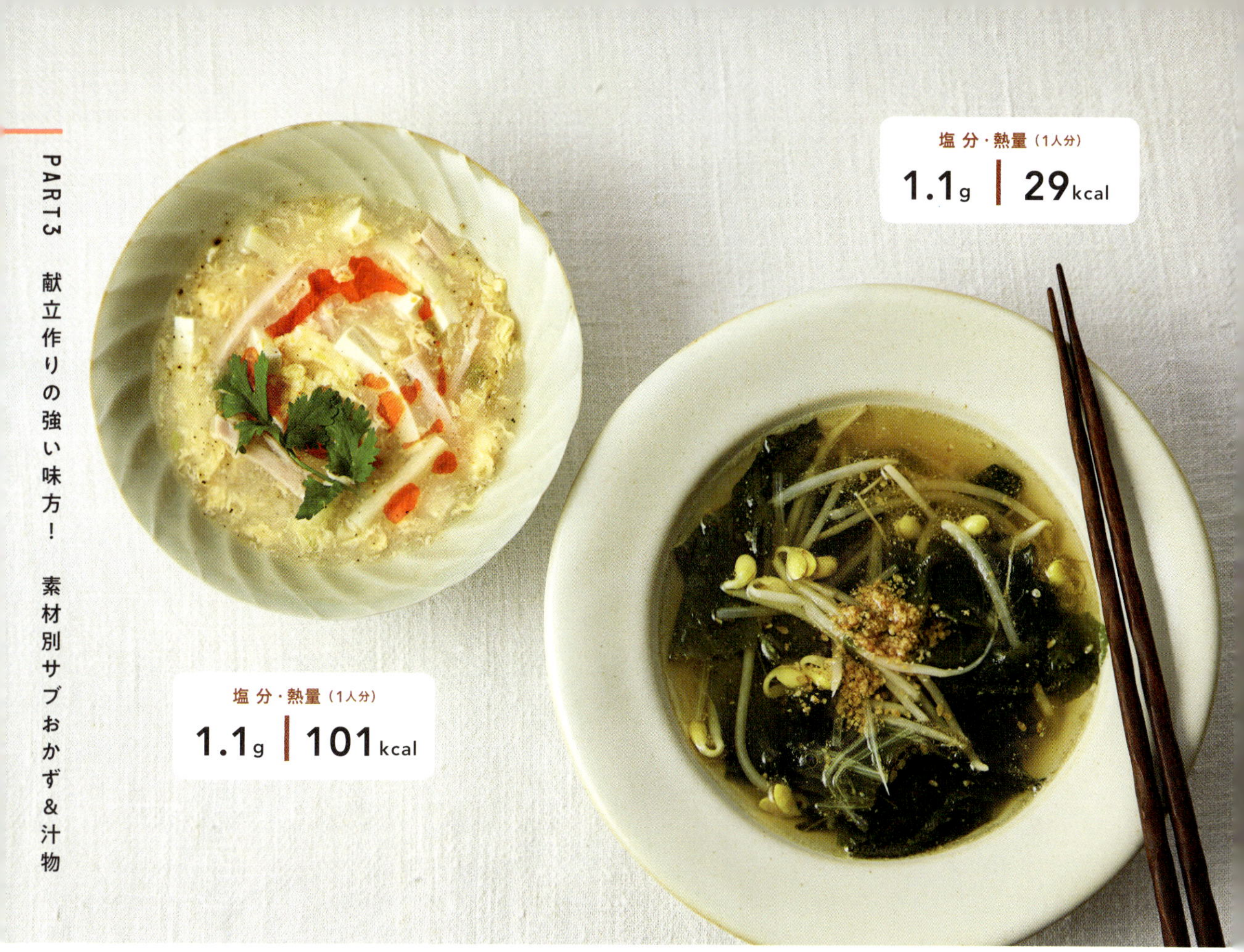
塩分・熱量（1人分）
1.1g | 29kcal
塩分・熱量（1人分）
1.1g | 101kcal

オルニチン　アスパラギン

酢には疲労回復のクエン酸が豊富です

サンラータン

【材料・2人分】

ハム…2枚（20g）
木綿豆腐…20g
たけのこ（水煮）…20g
卵…1個
ごま油…小さじ1
しょうが（みじん切り）…2g
ねぎ（あらみじん切り）…10g
Ⓐ 水…300mℓ
　 中華スープの素、塩…各1g
　 こしょう…少々
水溶き片栗粉…大さじ1（片栗粉小さじ1を水小さじ2で溶く）
酢…小さじ2
ラー油…2g
香菜（あれば）…少々

【作り方】

1 ハムは半分に切って5mm幅の細切り、豆腐は5mm厚さの拍子木切り、たけのこは3cm長さの細切りにする。卵は溶いておく。

2 鍋にごま油を中火で熱し、しょうが、ねぎ、ハム、たけのこの順で炒め、Ⓐと豆腐を加え、3分ほど煮る。

3 水溶き片栗粉を加えてとろみをつけ、酢を加え、溶き卵を糸を垂らすように入れる。

4 卵に火が通ったら器によそい、ラー油を垂らして香菜を飾る。

オルニチン　アスパラギン

わかめでマグネシウムとカリウムを同時に摂取！

わかめと豆もやしのスープ

【材料・2人分】

わかめ（乾燥）…3g
豆もやし…30g
ごま油…小さじ1
ねぎ（細切り）…5g
しょうが（せん切り）…2g
Ⓐ 水…300mℓ
　 白ワイン、しょうゆ…各小さじ1
　 中華スープの素…1g
　 塩…0.3g
　 こしょう…少々
白すりごま…2g

【作り方】

1 鍋にごま油、ねぎ、しょうがを中火で熱し、香りが出たら、Ⓐを加えて沸かす。

2 水でもどしたわかめ、豆もやしを加えて1分ほど煮る。器によそい、すりごまをふる。

COLUMN 3

快適な睡眠をとって、血圧の上昇を防ぐ

生き物は、そのほとんどすべてが睡眠をとります。睡眠を奪うと生き物は数日で死に至りますが、不眠による死の原因というものはいまだ解明されていません。

寝不足になると、誰でも調子が悪くなります。これは疲労物質が蓄積することで身体にだるさが表れ、同時に頭脳の明瞭さを欠いた、ストレスに満ちた状態です。ストレスは心を憂鬱にするだけでなく、なんと高血圧の原因にもなるといわれています。

睡眠中の私たちの身体は、覚醒時の交感神経緊張状態から副交感神経の活動時間へと移行した、リラックスした状態になっています。もし睡眠が不足すると、交感神経の緊張状態が続いて血圧が上昇。耐糖能異常（糖尿病予備軍のような不調）が起きてしまうのです。

人には、夜眠ろうとしても眠れないことがあります。そのような場合、布団の中で無意識のうちに、日中に起きた不快な出来事、我慢をせざるを得なかった出来事などを思い出してしまっており、このストレス状態が眠れない原因のひとつなのです。

我々は、ままならない人間関係に強いストレスを感じるもの。上司や同僚との憂鬱なやり取りや、異性をめぐるトラブルなどがそれに該当します。人間は他者と接することなく生きていけません。これを上手にやり過ごし、不必要にストレスを溜めないように心がけると、良い睡眠の実現に一歩近づくでしょう。入浴時にアロマオイルを使うなど、自分なりのリラックス方法を見つけてください。

最後に、睡眠時無呼吸症候群という病態について説明しておきましょう。これは、睡眠時に10秒以上の呼吸停止が起きる状態を指し、原因は上気道の閉塞によるものです。①お腹が出てきた中年で②酔っ払ったまま眠るとよくいびきをかいて無呼吸状態が30秒以上続く、というのがこの症状の典型例。両方に当てはまる場合は、早めに専門の医療機関を受診するようにしましょう。高血圧の原因になるだけでなく、脳卒中を起こす確率が非常に高い状態です。たかが睡眠と侮ってはいけません。

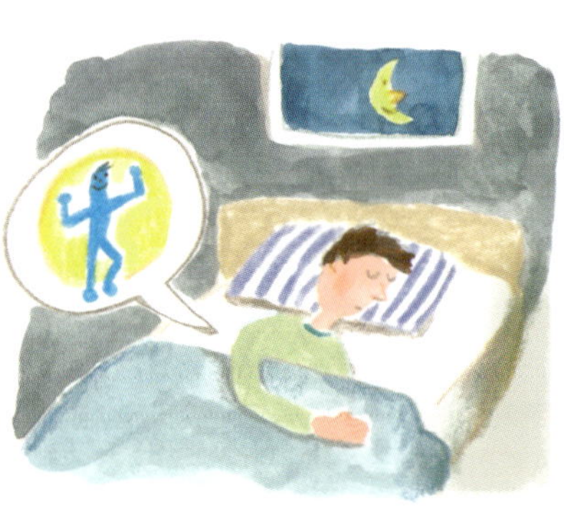

PART

4

ワンプレートでズバリ完結!

大満足の麺&ご飯

たくさんのおかずを作るのが面倒な日だって、 高血圧予防に減塩&栄養摂取は必須。そんな時に頼りたいのが、ワンプレートでありながら工夫を凝らした「麺&ご飯」です。店で食べると塩分過多になりがちなラーメンやゴロゴロ野菜で栄養たっぷりなカレーなど、 おいしさ満点の一皿ばかりを集めました。

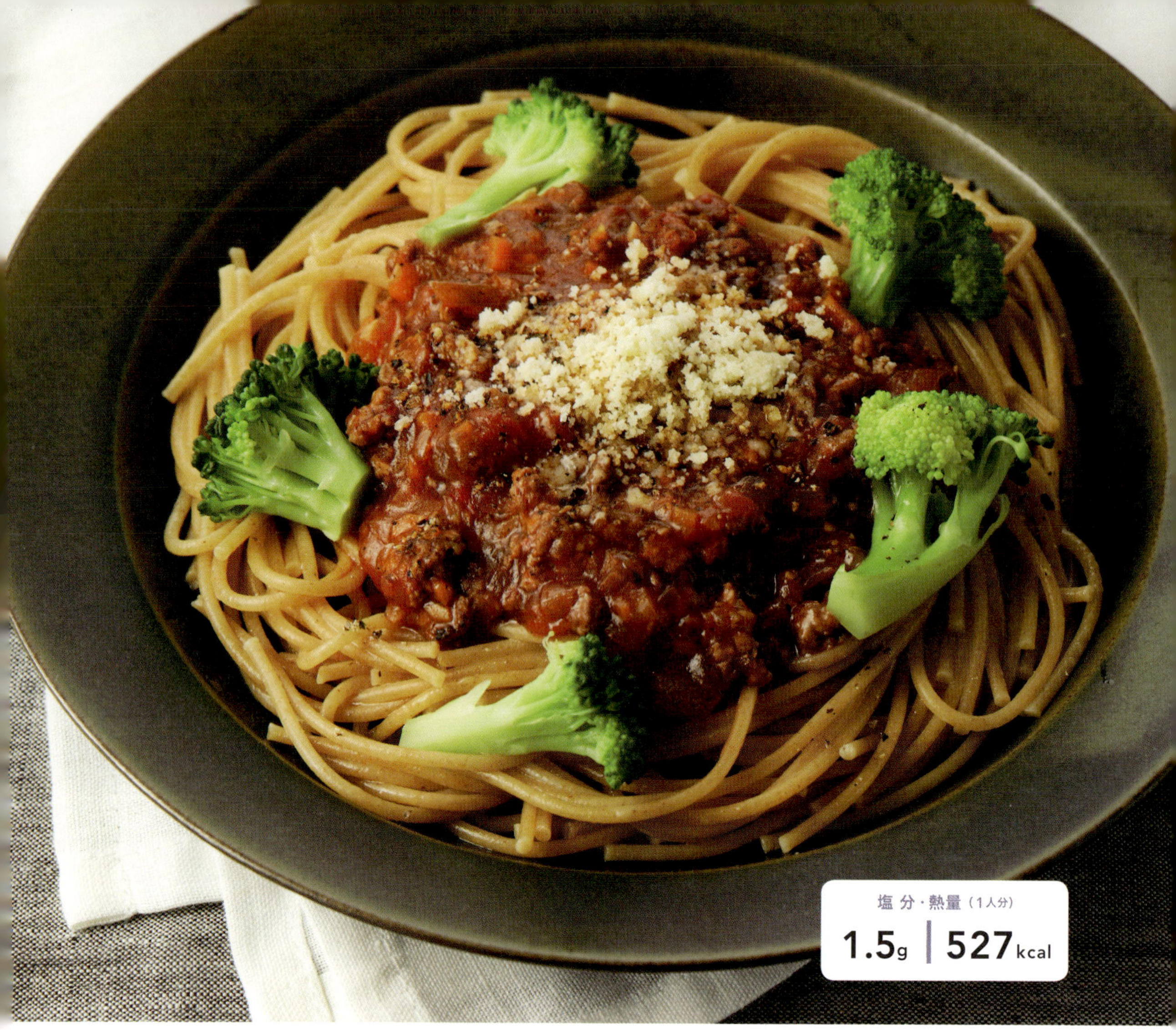

麺

アルギニン　アスパラギン　マグネシウム

アスパラギンたっぷりのトマトソースでいただきます！

全粒粉パスタのミートソース

【材料・2人分】

- 全粒粉パスタ…120g
- 玉ねぎ…80g
- にんじん…30g
- セロリ…20g
- ブロッコリー…40g
- 合いびき肉…150g
- オリーブ油…10g
- にんにく（みじん切り）…3g
- 赤ワイン…50mℓ
- A
  - トマト水煮（カットタイプ）…250g
  - 水…100mℓ
  - タイム…1枝
  - 塩…2g
  - チキンブイヨンの素…1g
  - こしょう…少々
- バター（上澄み）…10g
- 粉チーズ…5g
- 粉チーズ（トッピング用・お好みで）…少々

【作り方】

1 玉ねぎ、にんじん、セロリはみじん切りにする。ブロッコリーは小房に分ける。

2 フライパンにオリーブ油とにんにくを中火で炒めて香りを出し、ひき肉をほぐしながら加え、ワインを加えて煮詰める。

3 玉ねぎ、にんじん、セロリを加えて香ばしく色付くまで炒める。

4 3にAを加えて30分煮込む。バター、粉チーズを加えてよく混ぜ、とろみとコクを出す。

5 沸騰したたっぷりの湯にパスタを入れて、芯がほとんどなくなるまでゆでる。ブロッコリーはパスタのゆで上がり1分前に加えて、一緒にゆでる。器にパスタを盛り、4をかける。ブロッコリーを添えて、粉チーズをふる。

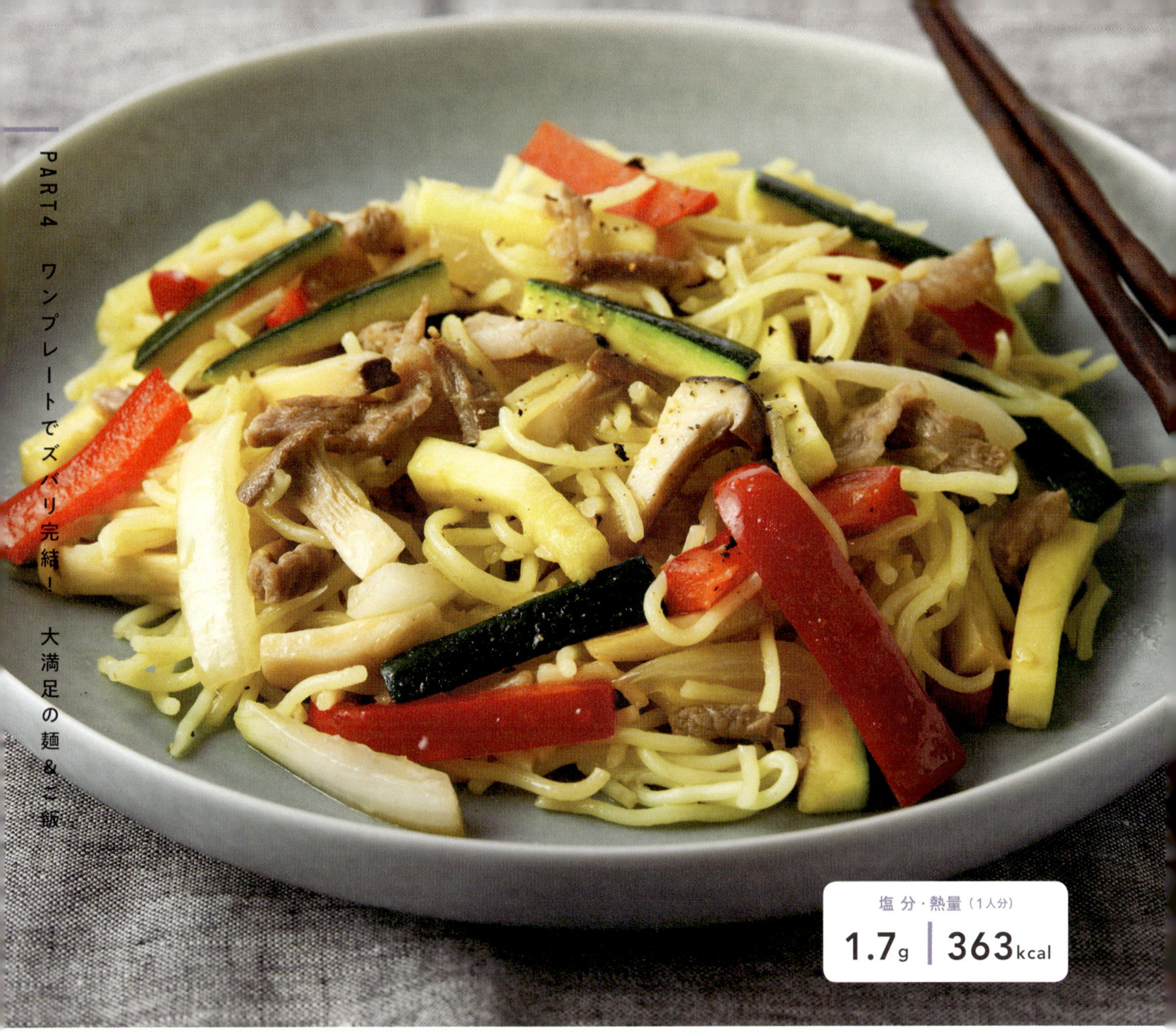

塩分・熱量（1人分）

1.7g | 363kcal

麺

アルギニン　アスパラギン

豚肉のアルギニン・アスパラギンで疲労回復が期待できる一皿

野菜たっぷり塩焼きそば

【材料・2人分】

中華蒸し麺…1玉（150g）
玉ねぎ…50g
パプリカ（赤）…50g
ズッキーニ…50g
エリンギ…50g
豚肩ロース薄切り肉…50g
オリーブ油…大さじ1
にんにく（みじん切り）…2g

A
- 白ワイン…大さじ1
- しょうゆ…小さじ1/2
- 塩、チキンブイヨンの素…各1g
- こしょう…少々

あら挽き黒こしょう（お好みで）…少々

【作り方】

1. 豚肉は3cm幅、玉ねぎは1cm幅のくし形切りに、残りの野菜は3cm長さの短冊切りにする。麺は水で洗ってほぐし、ざるに上げる。
2. フライパンにオリーブ油とにんにくを中火で熱し、香りが出たら豚肉を炒める。すべての野菜を加えて炒め合わせる。
3. 麺を加えてざっと炒め合わせ、Aを加えて調味する。器に盛り、好みでこしょうを散らす。

POINT

ソース味より塩味で

粉末の焼きそば用ソースの塩分量は約4g。チキンブイヨンと野菜のうまみを利用した塩焼きそばなら、塩分を半分以下に減らせる。

麺

アルギニン　オルニチン　アスパラギン

豊かな風味の一杯は、塩分控えめでも非常に美味！

チンゲンサイとしめじ入り担々麺

【材料・2人分】

中華生麺…2玉（240g）
豚ひき肉…100g
チンゲンサイ…1/2株（60g）
しめじ…60g
ごま油…小さじ1
にんにく（みじん切り）…3g
ねぎ（みじん切り）…20g
豆板醤…小さじ1

Ⓐ
- 水…400mℓ
- みりん…大さじ2
- 白すりごま…20g
- みそ…大さじ1/2
- しょうゆ…小さじ1
- 中華スープの素…1g

【作り方】

1 チンゲンサイは、根元を4つ割りにし、割く。しめじは石づきを取ってほぐす。

2 フライパンにごま油を中火で熱し、にんにく、ねぎを炒め、豆板醤、ひき肉、しめじを加えてさらに炒める。Ⓐを加えて2〜3分煮る。

3 鍋にたっぷりの湯を沸かし、麺をほぐし入れて2分ほどゆで、ざるに上げて水気をきって丼に入れる。チンゲンサイは麺のゆで上がり1分前に加えて、一緒にゆでる。

4 丼に❷を注ぎ、チンゲンサイをのせる。

POINT

おいしく減塩するコツ

ラーメンは1杯6〜7gも塩分量があるメニュー。だがこの担々麺は、香味野菜をごま油で香ばしく炒めてあるので、減塩でもうまみ十分で香りが高くておいしい。

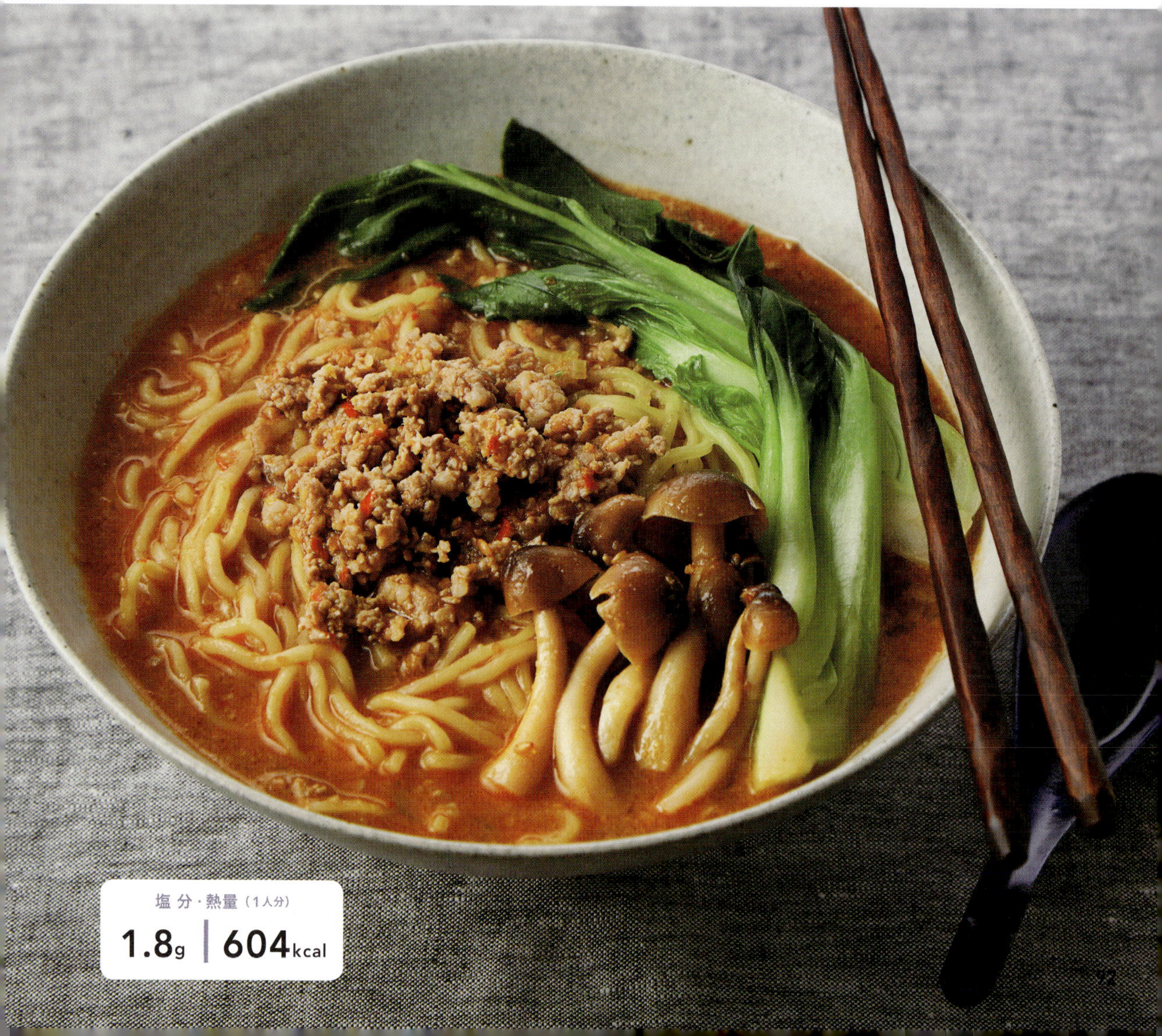

塩分・熱量（1人分）

1.8g | 604kcal

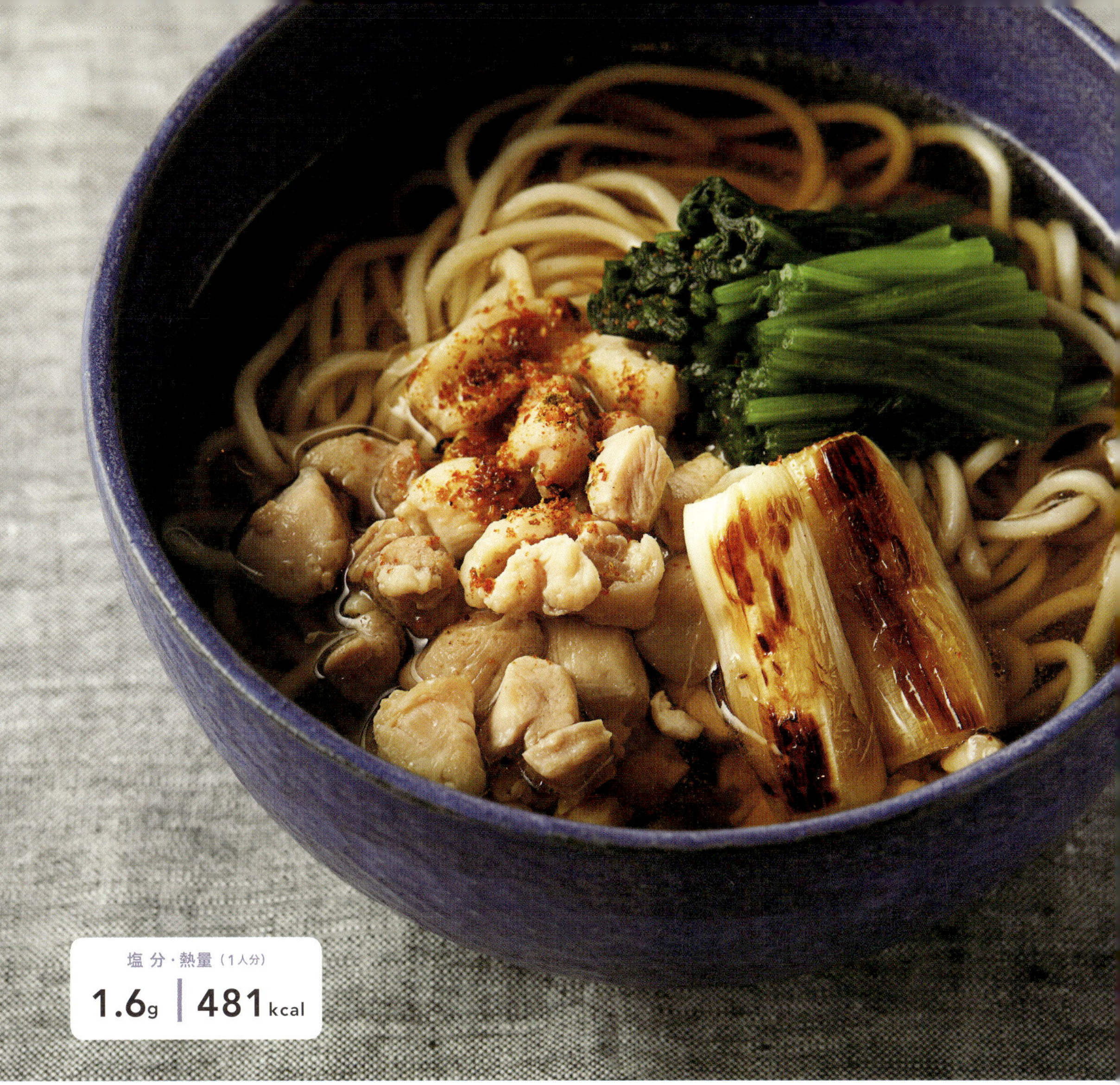

塩分・熱量（1人分）
1.6g | 481kcal

麺

アルギニン　アスパラギン　カリウム

鴨南蛮そばをアルギニンたっぷりの鶏肉でアレンジ

鶏と焼きねぎ入りそば

【材料・2人分】

ゆでそば…2玉（400g）
鶏もも肉…100g
ねぎ…80g
ほうれん草…60g
ごま油…小さじ1
A
- だし…500mℓ
- みりん…大さじ3
- しょうゆ…大さじ1
- 削りがつお（だしパックに入れる）…3g

一味唐辛子（お好みで）…少々

【作り方】

1 鶏肉は1cm角に切る。ねぎは4cm長さに切る。ほうれん草はゆでて4cm長さに切る。

2 鍋にごま油を中火で熱し、ねぎをこんがり焼いて取り出す。鶏肉の皮目を下にして並べて焼き、余分な脂が出てきたらキッチンペーパーでふき取りながら、両面を焼く。

3 ❷にⒶを加えて沸騰したらだしパックを取り出し、アクや脂を取り除きながら15分ほど煮る。

4 ゆでそばを湯通しして、器に盛る。❸の汁をそそぎ、ほうれん草、❷の鶏とねぎをのせ、一味唐辛子をふる。

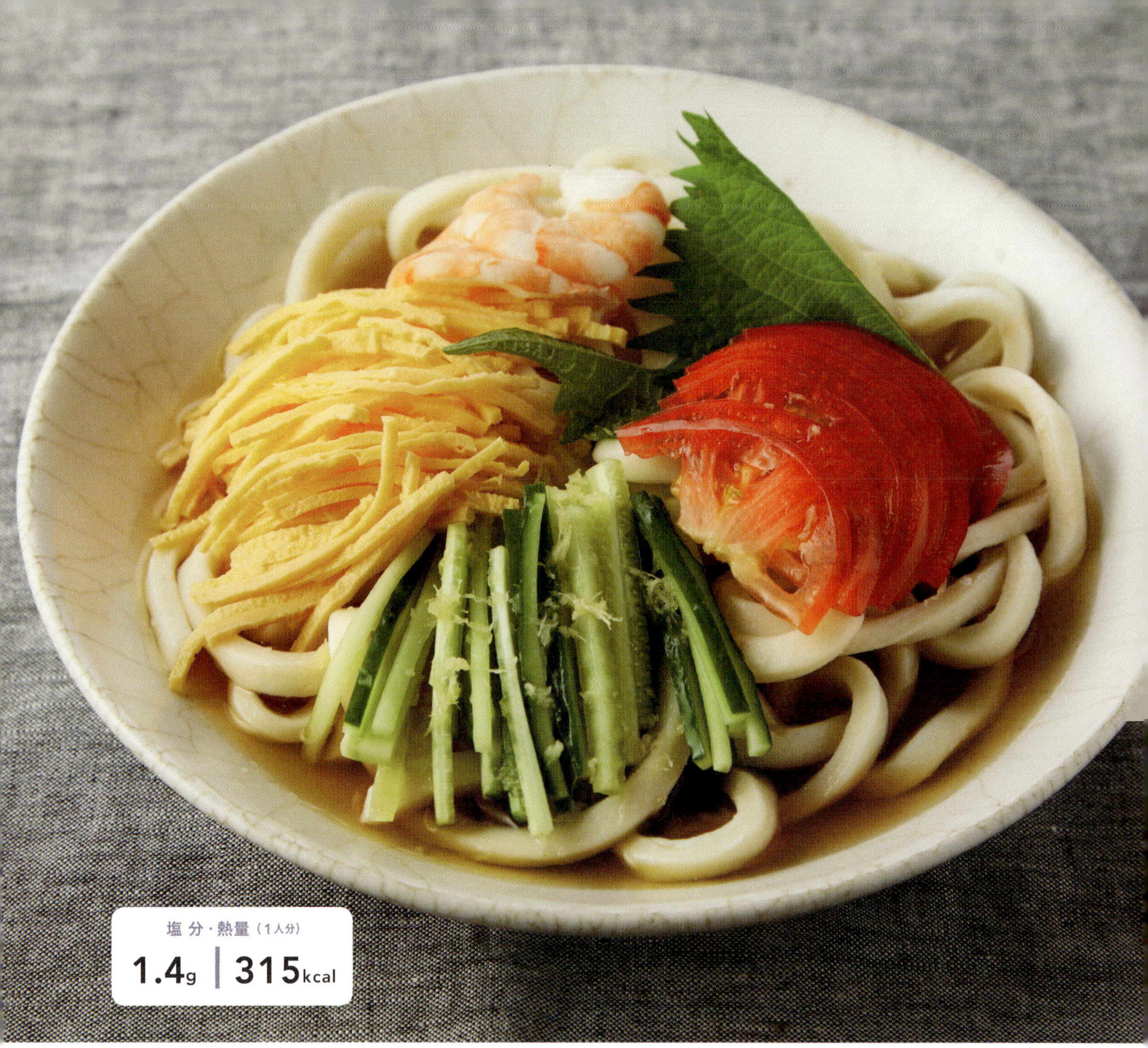

アルギニン　シトルリン　アスパラギン

麺

オルニチン豊富なきのこ類、カリウム豊富な海藻類を加えてもおいしい！

冷やしサラダうどん

【材料・2人分】

ゆでうどん…1玉
トマト…1個
きゅうり…1本
溶き卵…2個分
ゆでえび…2尾
しその葉…2枚
A
- だし汁…200mℓ
- みりん…大さじ3
- しょうゆ…大さじ1/2
- 削りがつお（だしパックに入れる）…3g

しょうが（すりおろし）…3g

【作り方】

1 うどんは氷水で洗ってよく冷やし、ざるにあげて水気をきる。Aは一度沸かしてからだしパックを取り出し、冷やす。

2 トマトはヘタを取って縦半分に切って薄切りに、きゅうりはせん切りにする。溶き卵はフッ素樹脂加工のフライパンで薄焼き卵にし、細切りにする。えびは厚みを半分に切る。しそは半分に切る。

3 器にうどんを入れ、2の具材を彩りよくのせる。Aにしょうがを加えて混ぜ、まわしかける。

POINT

うどんOKの秘密

うどんは炭水化物だが、冷たくしておくと栄養吸収が遅くなり、血糖値の急上昇を防いでくれる。ただし、塩分が多いので1人分を半玉にし、その分具をたっぷりのせてボリュームを。

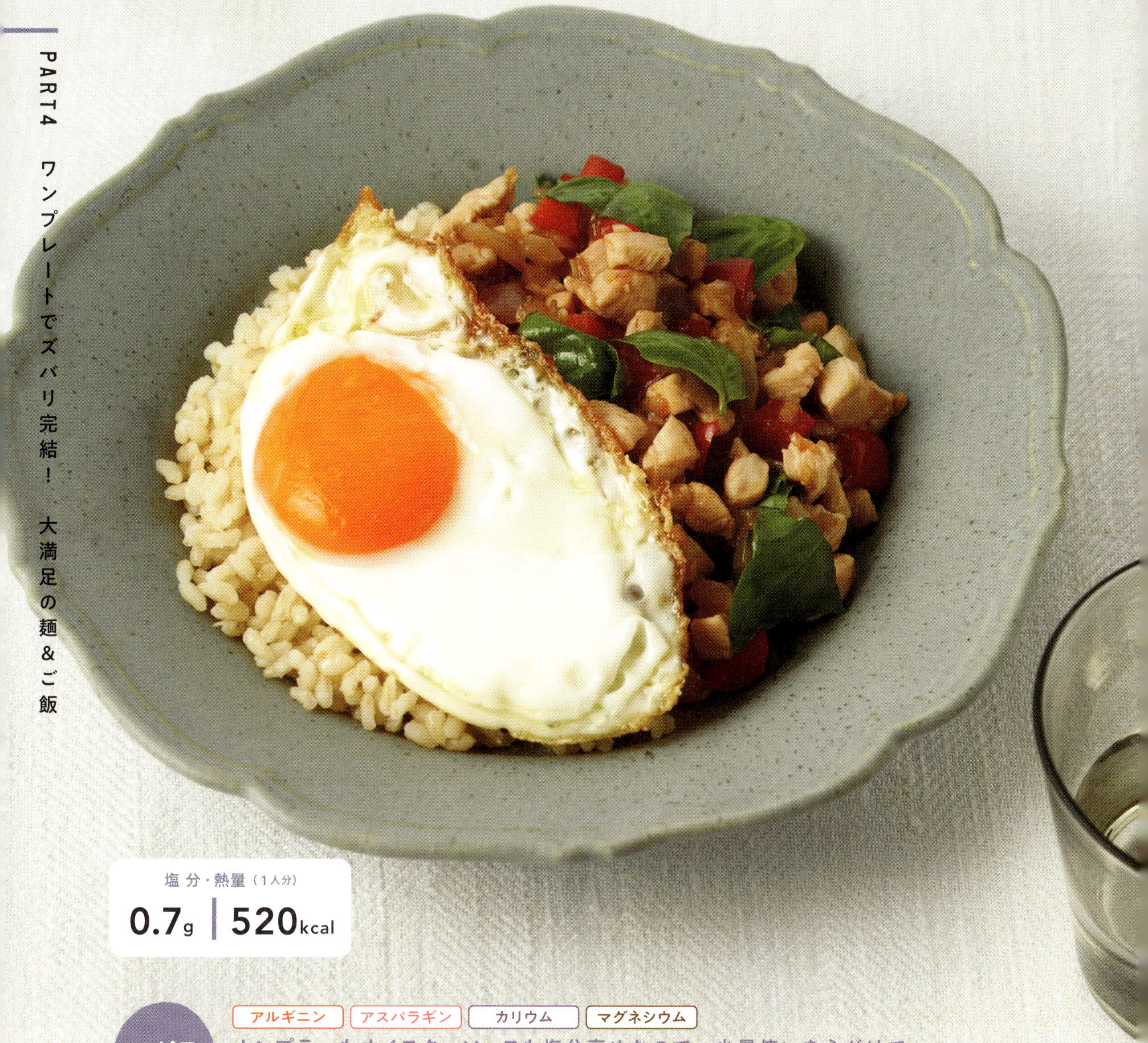

塩分・熱量（1人分）
0.7g | 520kcal

ご飯

アルギニン　アスパラギン　カリウム　マグネシウム

ナンプラーもオイスターソースも塩分高めなので、少量使いを心がけて

発芽玄米のガパオライス

【材料・2人分】

発芽玄米ご飯…300g
鶏胸肉（皮なし）…100g
玉ねぎ…50g
パプリカ（赤）…50g
オリーブ油…大さじ1
卵…2個
にんにく（みじん切り）…2g
しょうが（みじん切り）…3g
唐辛子（輪切り）…1/3本分
A みりん…大さじ1
A ナンプラー…3g
A オイスターソース…2g
バジル…6枚

【作り方】

1 鶏肉は8㎜角、玉ねぎ、パプリカは8㎜四方に切る。
2 フライパンにオリーブ油を中火で熱し、揚げ焼きの目玉焼きを作って取り出す。
3 同じフライパンににんにくとしょうがを中火で熱し、1と唐辛子を炒める。Aを加えて調味し、火を止めてちぎったバジルを加える。
4 器にご飯を盛り、2と3をのせる。

アルギニン　アスパラギン　カリウム　マグネシウム

ご飯

うなぎには血栓を予防するDHA、EPAが豊富です

うなぎと発芽玄米のひつまぶし

【材料・2人分】

発芽玄米ご飯…300g
うなぎのかば焼き…100g
A みょうが（みじん切り）、
　細ねぎ（小口切り）、
　白すりごま…各小さじ1
だし…200mℓ
わさび、刻みのり、
　白すりごま（好みで）…各適量

【作り方】

1 うなぎのかば焼きは細切りにしてアルミホイルの上にのせ、オーブントースターで3分ほど炙ってカリッと焼く。

2 ご飯に❶、Aを入れて切り混ぜる。

3 器に盛り、温めただし、わさび、刻みのり、すりごまを添える。

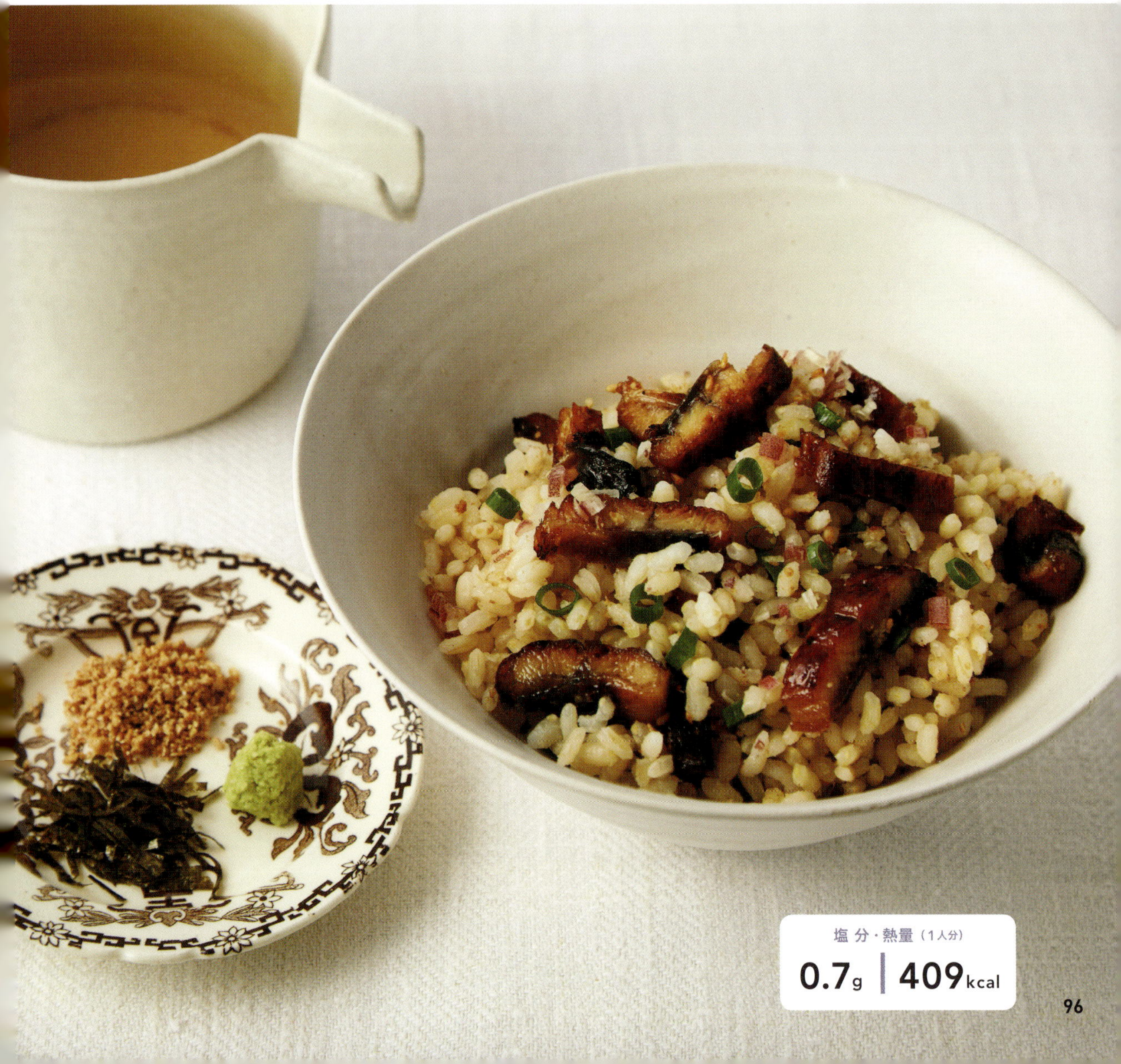

塩分・熱量（1人分）
0.7g | 409kcal

ご飯

アルギニン　アスパラギン

油で炒めれば、白米の糖質は吸収速度が下がるので◎

レタスチャーハン

【材料・2人分】

温かいご飯…300g
レタス…40g
しいたけ…1個（15g）
チャーシュー…60g
溶き卵…1個分
ねぎ（あらみじん切り）…10g
こしょう…少々
しょうゆ…小さじ1/2
ごま油…20g

【作り方】

1 レタスは1cm四方、しいたけ、チャーシューは5mm角に切る。

2 フライパンにごま油15gを中火で熱し、ご飯、溶き卵を入れ、切り混ぜる。卵がパラパラになるように炒めながら広げる。

3 ねぎ、しいたけ、チャーシューを加えてこしょうを散らし、水分を飛ばしながら炒める。

4 レタスを加え、鍋肌からしょうゆと残りのごま油(5g)を入れて大きく混ぜる。

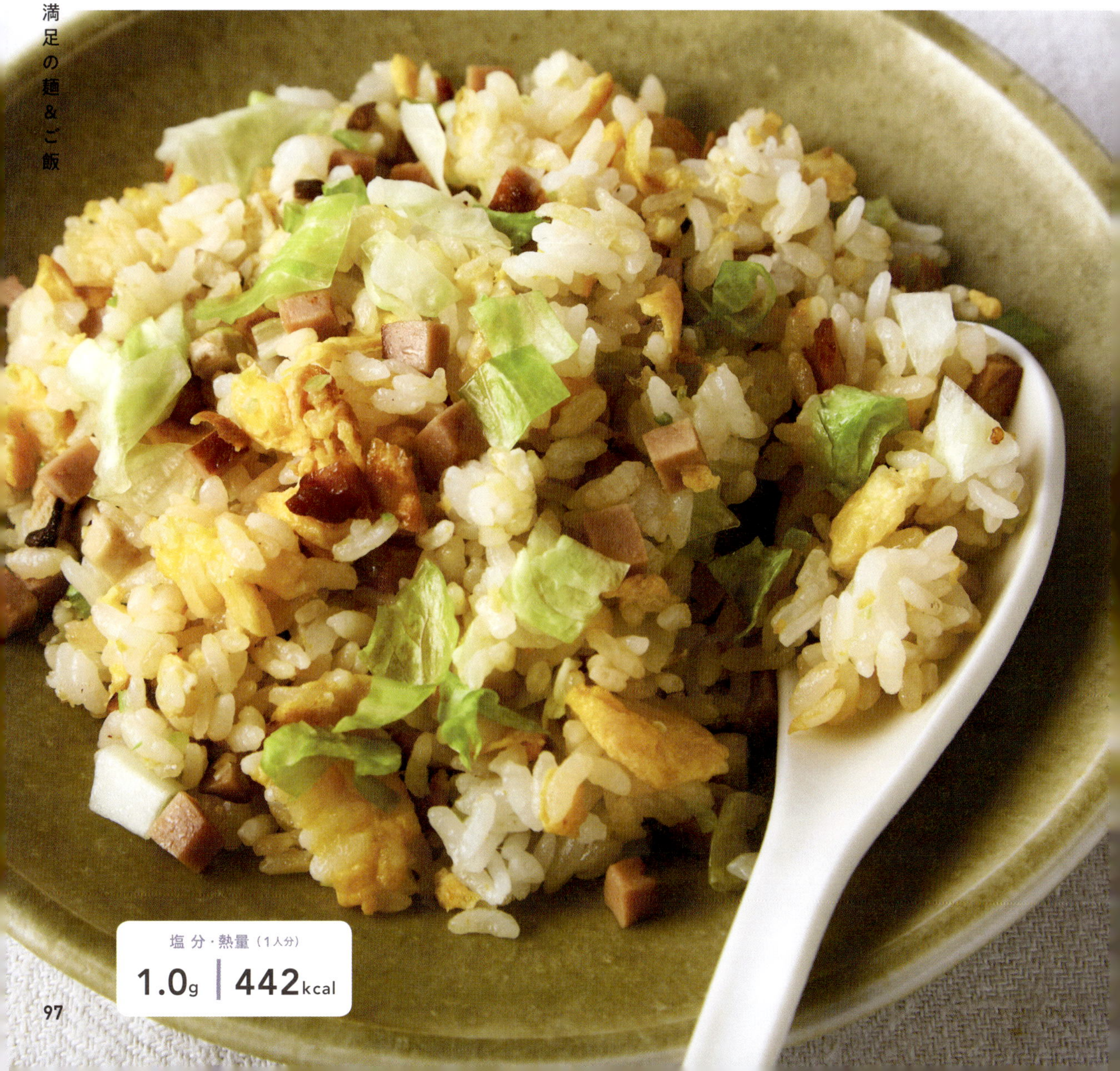

塩分・熱量（1人分）
1.0g | 442kcal

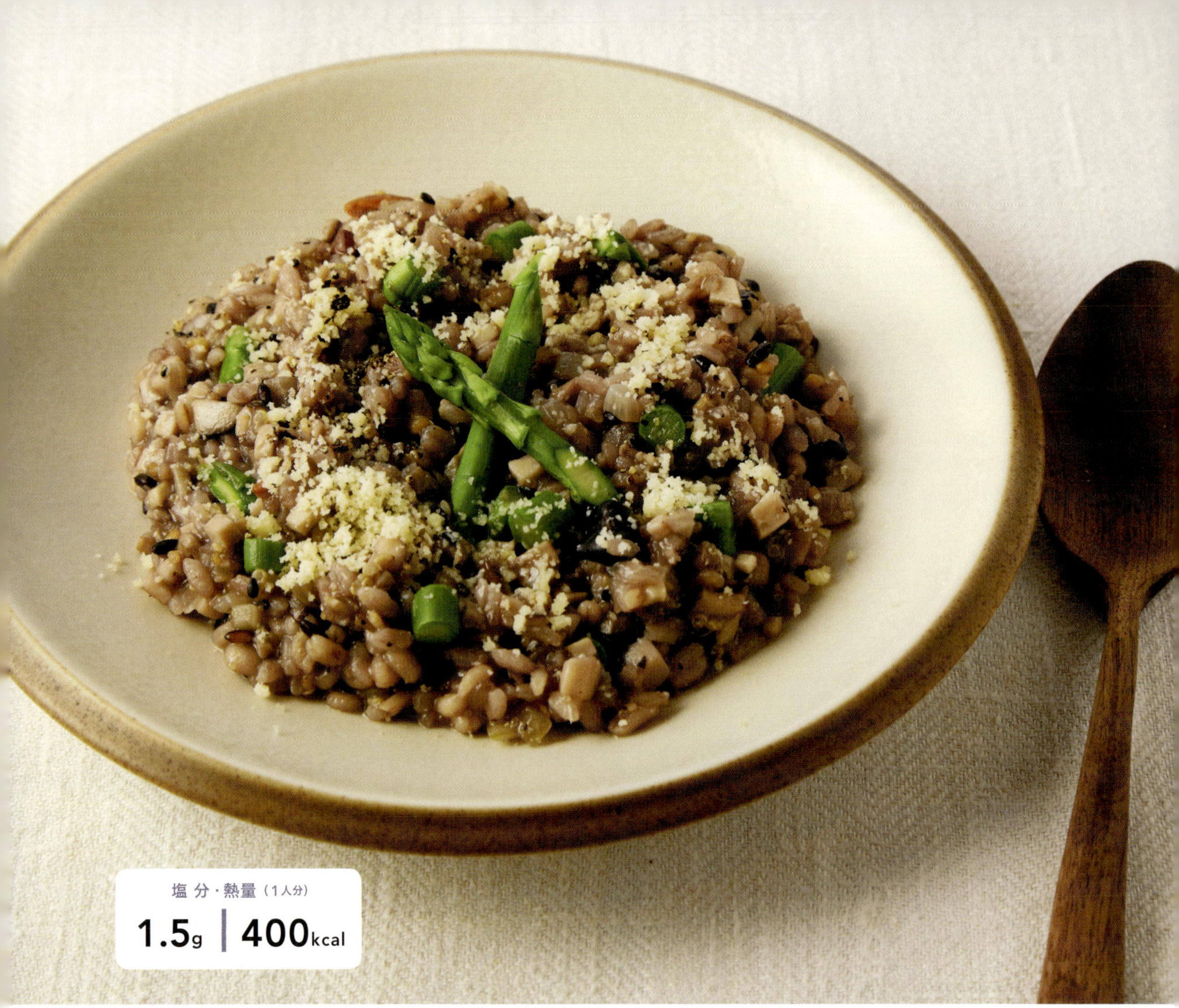

塩分・熱量（1人分）

1.5g ｜ 400kcal

アルギニン　アスパラギン　カリウム　マグネシウム

ご飯

オルニチン豊富なきのことチーズで作る、本格リゾット！

雑穀米ときのこのリゾット

【材料・2人分】

雑穀米…100g
マッシュルーム…60g
エリンギ…60g
玉ねぎ…60g
アスパラガス…2本（40g）
オリーブ油…大さじ1
にんにく（みじん切り）…2g
Ⓐ 白ワイン…大さじ1
Ⓐ チキンブイヨンの素…2g
水…約500mℓ
Ⓑ バター（上澄み）…5g
Ⓑ 粉チーズ…5g
Ⓑ 塩…2g
Ⓑ こしょう…少々
粉チーズ…適量

【作り方】

1 雑穀米は軽く洗う。きのこ、玉ねぎは8mm角に切る。アスパラガスは穂先を4cm残して8mm幅に切る。穂先はゆでておく。

2 鍋にオリーブ油とにんにくを中火で熱し、玉ねぎ、きのこを炒める。雑穀米を加えてさらに炒め、Ⓐの全量と水をひたひたまで加える。

3 中火でときどき残りの水を少しずつ足して底から混ぜながら、15分ほど火を通す。米に芯がほとんどなくなったら、穂先以外のアスパラガスを加え、Ⓑを加えてよく混ぜてとろみとコクを出す。

4 器に盛り、アスパラガスの穂先を飾り、粉チーズを散らす。

ご飯

アルギニン　アスパラギン　カリウム　マグネシウム

塩分の高いルウは普段の半分にして、片栗粉でとろみを補って

野菜たっぷりビーフカレー

【材料・2人分】

発芽玄米ご飯…240g
牛薄切り肉…100g
玉ねぎ…50g
ズッキーニ…50g
かぼちゃ…80g
パプリカ（赤）…50g
オクラ…1本（20g）
カレールウ…20g
バター（上澄み）…5g
にんにく（みじん切り）…2g
水…300mℓ
水溶き片栗粉…大さじ3
（片栗粉大さじ1を水大さじ2で溶く）

【作り方】

1 牛肉は3cm幅、パプリカは1.5cm四方、その他の野菜はすべて1.5cm角に切る。カレールウは刻む。

2 フライパンにバターとにんにくを中火で熱し、香りが立ったら牛肉を炒める。玉ねぎ、ズッキーニ、かぼちゃ、パプリカを加えて香ばしくなるまでよく炒める。

3 水を加えて10分煮込んだらカレールウとオクラを加え、1分ほど火を通す。

4 水溶き片栗粉を加えて、とろみをつける。ご飯とともに器に盛る。

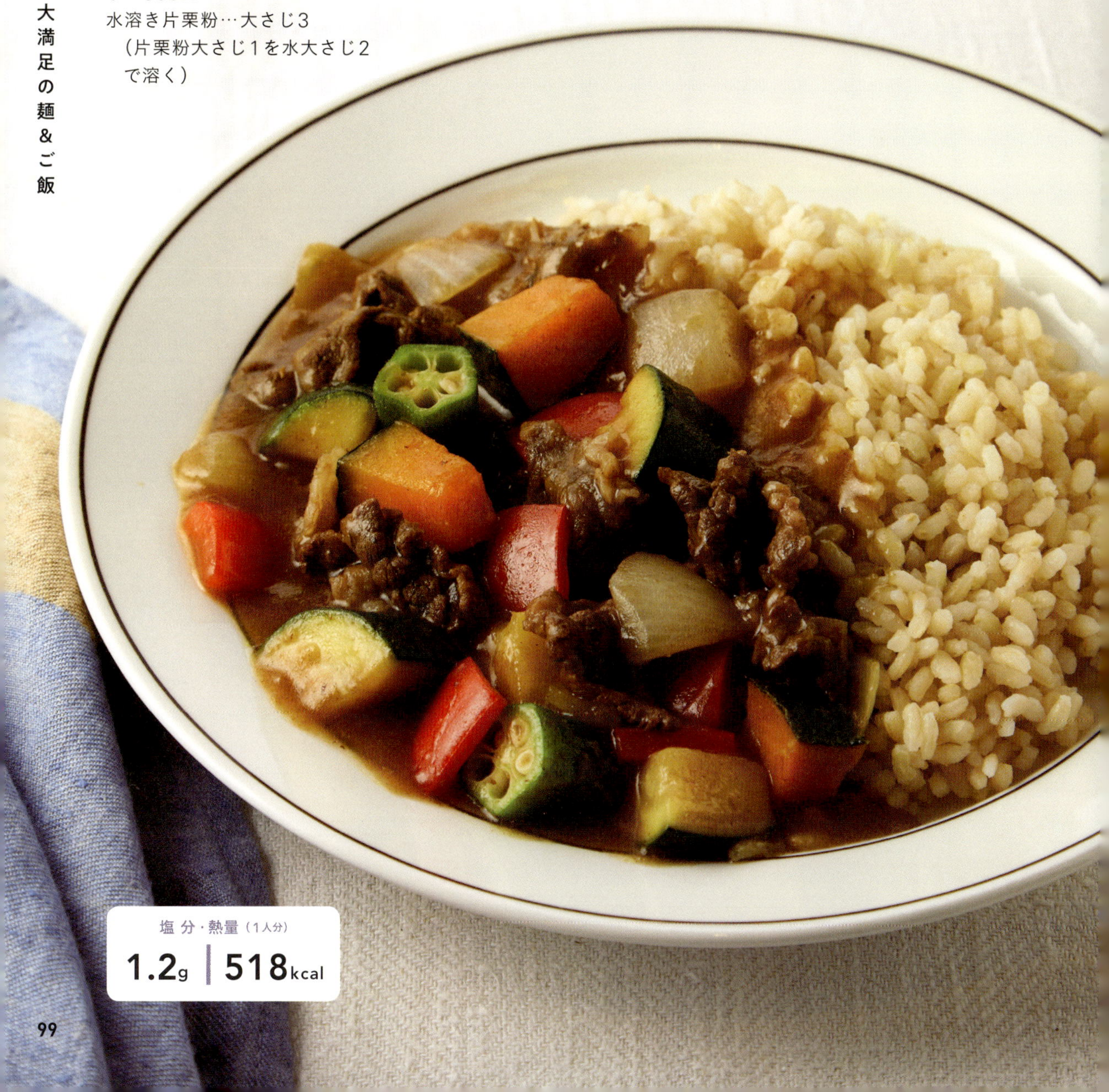

塩分・熱量（1人分）
1.2g | 518kcal

COLUMN

4

高血圧や糖尿病など、持病を抱える人は入浴に注意

日本人のお風呂好きは、世界的に有名です。ところが来日した外国人は、日本人が熱い湯船に長く浸かることに驚くといいます。

入浴をすると、急激な温度変化に体が晒されることで血圧が急変動します。とくに気温の低い冬場に熱い湯船に入ると、あまりに激しい血圧の変動により失神、心筋梗塞、脳梗塞、不整脈が起きて死に至る場合があります。この状態をヒートショックと呼びますが、これに関連した死亡者は、年間1万7000人ほどと推計されています。

入浴による突然死に気を付けるべきは高齢者で、とくに65歳以上は注意が必要です。また高血圧や糖尿病患者、メタボリック症候群と診断された人などは、一般の人に比べてヒートショックになってしまう危険性が高いといわれています。介護施設において、高血圧などの症状がある人が入浴前に血圧を測るのは、このためです。

ヒートショックがとくに起こりやすいのは、①熱い湯船に浸かる時②暖かい浴室から寒い脱衣所に移動した時の2パターン。急激な温度変化により交感神経が刺激され、血管が収縮して血圧が上がってしまうのです。そのため、もともと血圧が高い人はとくに気をつけなければなりません。

湯船に熱湯を貯めるのは避け、39〜40℃に留めましょう。湯に浸かる前には必ず掛け湯をして、事前に体を温めることも大切です。さらに湯船から出る時も要注意。立ちくらみなどが起こることもあるので、手すりにつかまって慎重に立ち上がるようにしましょう。

冬場は、脱衣所と浴室の温度差が20℃以上になってしまうことがあります。これがヒートショックの大きな原因。冬は脱衣所や浴室に暖房などを使って、できるだけ湯船との温度差をなくす必要があります。

また高血圧の人には、半身浴がおすすめです。半身浴は心臓への水圧負荷が小さいため、比較的安心して入浴ができます。半身浴用のイスなども販売されているので、血圧に問題がある人は試してみましょう。

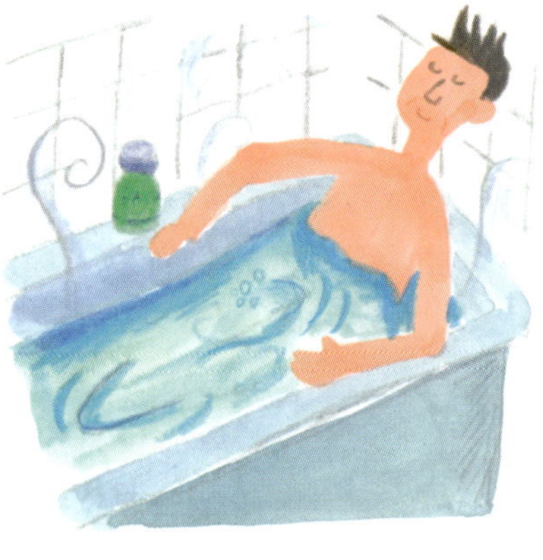

PART

5

お酒のアテにも抜かりなし!

おいしさ満点 おつまみ

病気に気を遣っている時だって、お酒はおいしいアテで楽しみたいもの。 そんな人にぜひ作ってほしい「おつまみ」で、本書を締めくくります。 洒落た居酒屋みたいなチーズディップや、うまみがジュワっと溢れ出す野菜の肉巻きなど、キチッと栄養を摂りつつ味にも妥協なしの品ばかりです。 晩酌はこれで決まり!

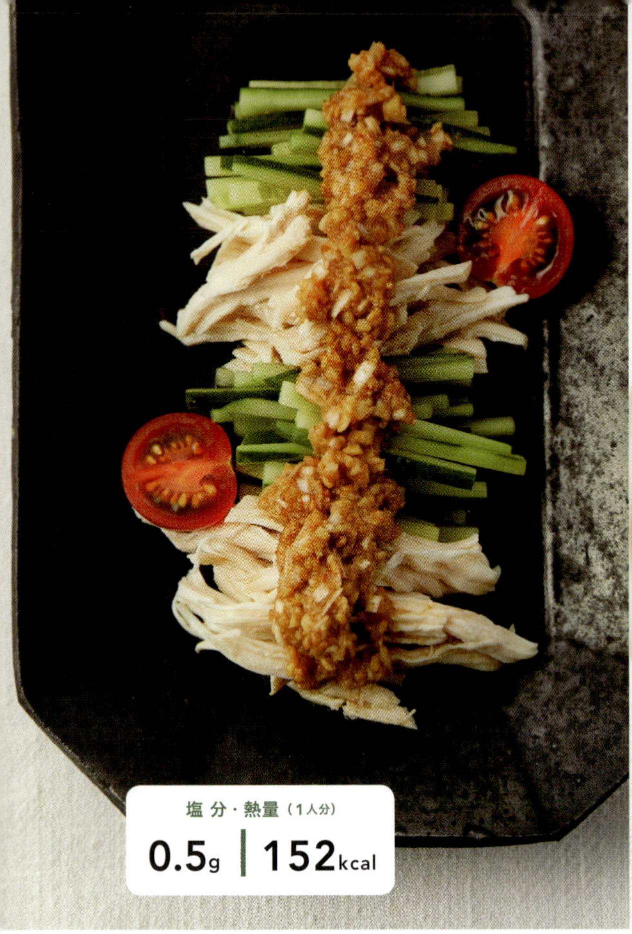

塩分・熱量（1人分）

0.5g | 152kcal

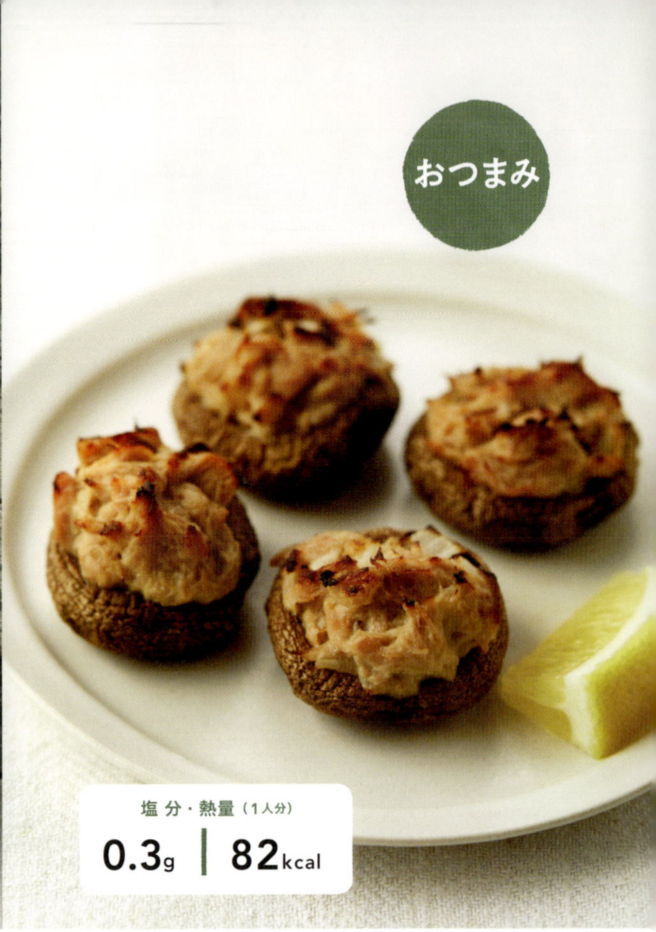

塩分・熱量（1人分）

0.3g | 82kcal

アルギニン　シトルリン　マグネシウム

鶏肉には血行を促進するアルギニンが豊富

棒棒鶏

【材料・2人分】

鶏胸肉（皮なし）…100g

Ⓐ
- ねぎ（みじん切り）…10g
- 白すりごま…10g
- ごま油…10g
- 酢、しょうゆ、みりん…各小さじ1
- しょうが（みじん切り）…3g

きゅうり（細切り）…50g

ミニトマト…1個

【作り方】

1 鍋に鶏肉が沈むくらいの量の湯を沸かし、鶏肉を入れて再び沸騰したら火を止めてふたをする。10分ほどおいて、ゆで汁ごとしっかりと冷ます。水気をよくきって、手で細かく割く。

2 Ⓐのみりんは電子レンジで15秒加熱して冷まし、残りのⒶと混ぜ合わせる。

3 器にきゅうりと❶を盛り、❷をかける。ヘタを取って半分に切ったミニトマトを添える。

アルギニン　オルニチン　マグネシウム　オメガ3系

ツナには血栓を防ぐDHA、EPAがたっぷり

しいたけのツナマヨ詰め焼き

【材料・2人分】

しいたけ…4個（60g）

ツナ缶…40g（正味）

玉ねぎ（あらみじん切り）…15g

マヨネーズ…小さじ1

ゆずこしょう…1g

【作り方】

1 しいたけは石づきと軸を切りとる。

2 ツナ缶は缶汁をきってほぐし、玉ねぎ、マヨネーズ、ゆずこしょうを混ぜて、しいたけの傘の内側にのせる。

3 アルミホイルの上に❷を並べ、オーブントースターで8分ほど焼く。

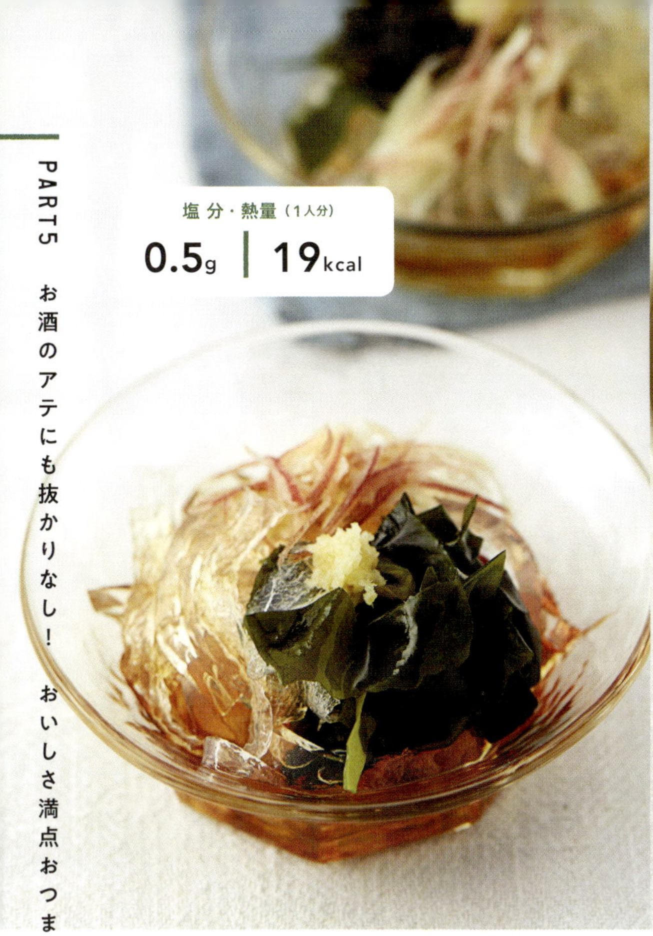
塩分・熱量（1人分）
0.5g | 19kcal

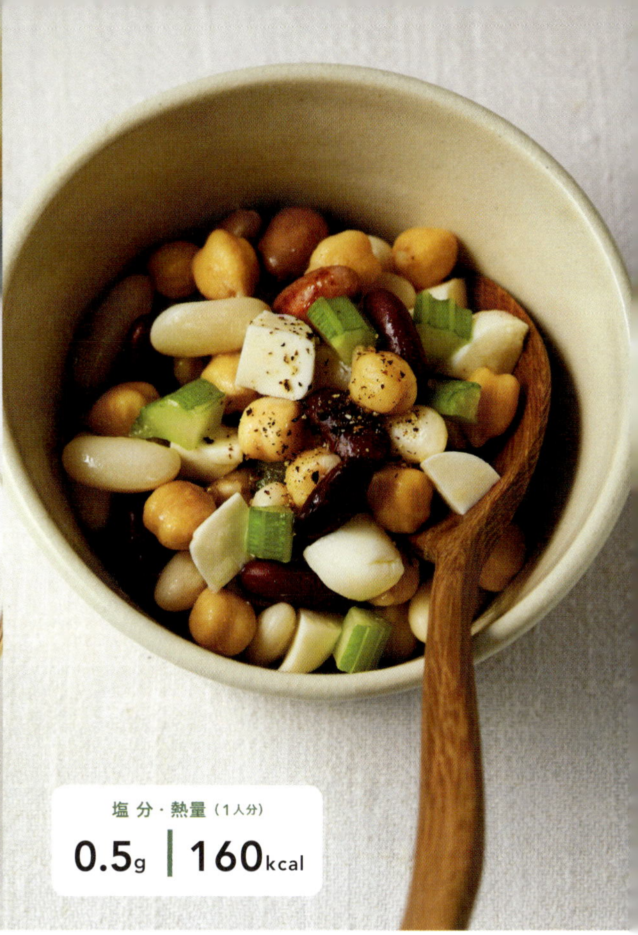
塩分・熱量（1人分）
0.5g | 160kcal

カリウム　マグネシウム

海藻でマグネシウムとカリウムを補充！

自家製ところてん

【材料・2人分】

粉寒天…5g
水…500mℓ
海藻ミックス（乾燥）…2g
Ⓐ 酢…大さじ1
　 みりん、しょうゆ…各小さじ1
みょうが（せん切り）…1本分
しょうが（すりおろし）…4g

【作り方】

1 鍋に粉寒天と水を入れ、泡立て器でよく混ぜながら火にかける。軽く沸騰した状態で1〜2分混ぜながら煮る。バットにあけ、冷水にあてて30分ほど冷ます。

2 海藻ミックスは水に3分つけてもどし、水気をきる。

3 Ⓐのみりんは電子レンジで15秒加熱してあら熱を取り、残りのⒶと混ぜ合わせる。

4 ❶を包丁で4㎜四方の棒状に切るか、ところてん突きで突く。器に盛り、❷をのせて❸をかけ、しょうがとみょうがを添える。

アルギニン　オルニチン　アスパラギン　マグネシウム

食物繊維やたんぱく質が摂れる、優秀おつまみ

ミックスビーンズのサラダ

【材料・2人分】

ミックスビーンズ水煮…60g
モッツァレラチーズ…40g
セロリ…40g
Ⓐ レモン汁、オリーブ油…各小さじ2
　 塩…1g
　 こしょう…少々
あら挽き黒こしょう…少々

【作り方】

1 モッツァレラとセロリは1㎝角に切る。

2 ボウルにⒶを入れて混ぜ、❶とミックスビーンズを混ぜる。器に盛り、こしょうをふる。

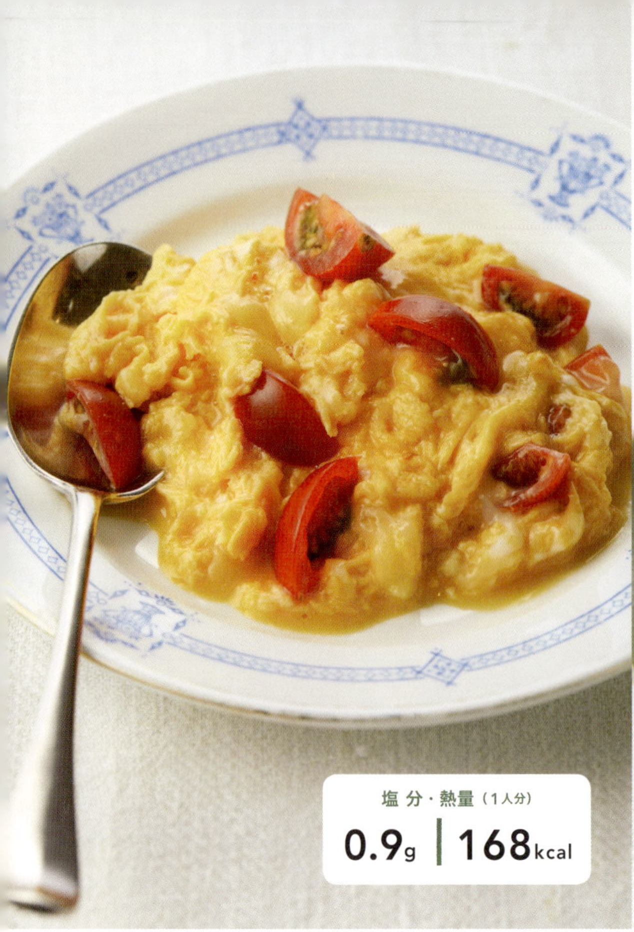
塩分・熱量（1人分）
0.9g | 168kcal

アルギニン　オルニチン　アスパラギン

アルギニン・アスパラギン豊富な卵おつまみ

トマト入りとろ～り スクランブルドエッグ

【材料・2人分】

卵…2個
ミニトマト…4個
塩…1g
こしょう…少々
チーズ（ピザ用）…20g
バター（上澄み）…10g

【作り方】

1. ボウルに卵、塩、こしょうを入れて混ぜ合わせる。
2. ミニトマトはヘタを取って4つ割りにし、チーズとともに❶に加える。
3. フライパンにバターを中火で熱して❷を流し入れ、大きく混ぜて半熟のスクランブルドエッグに仕上げる。

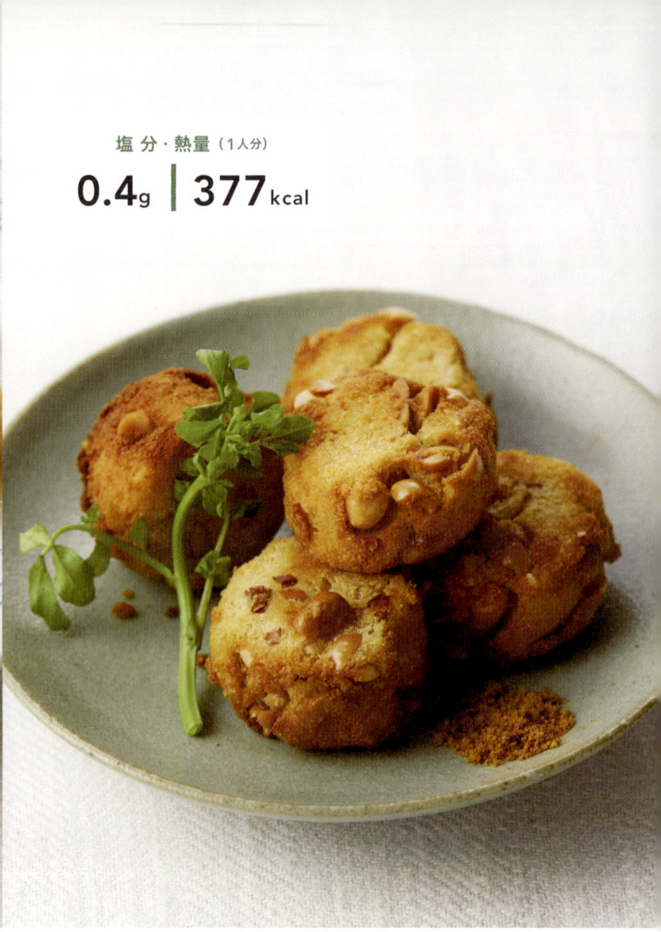
塩分・熱量（1人分）
0.4g | 377kcal

アルギニン　アスパラギン　マグネシウム

おからパウダーには豆腐以上の栄養価が！

おからとナッツの揚げ物

【材料・2人分】

Ⓐ
おからパウダー…30g
バターピーナッツ（あらみじん切り）、
長いも（すりおろし）、…各30g
溶き卵…1個分
みりん…大さじ1

オリーブ油…大さじ2

カレー塩
カレー粉…小さじ1/3
塩…0.6g

クレソン（あれば）…少々

【作り方】

1. Ⓐを混ぜ合わせ、10等分して直径3㎝、1㎝厚さに丸める。
2. 小さいフライパンもしくは小鍋にオリーブ油を中火で熱し、❶の両面を3分ずつ揚げ焼きする。
3. 器に盛り、カレー塩の材料を合わせたものと、クレソンを添える。

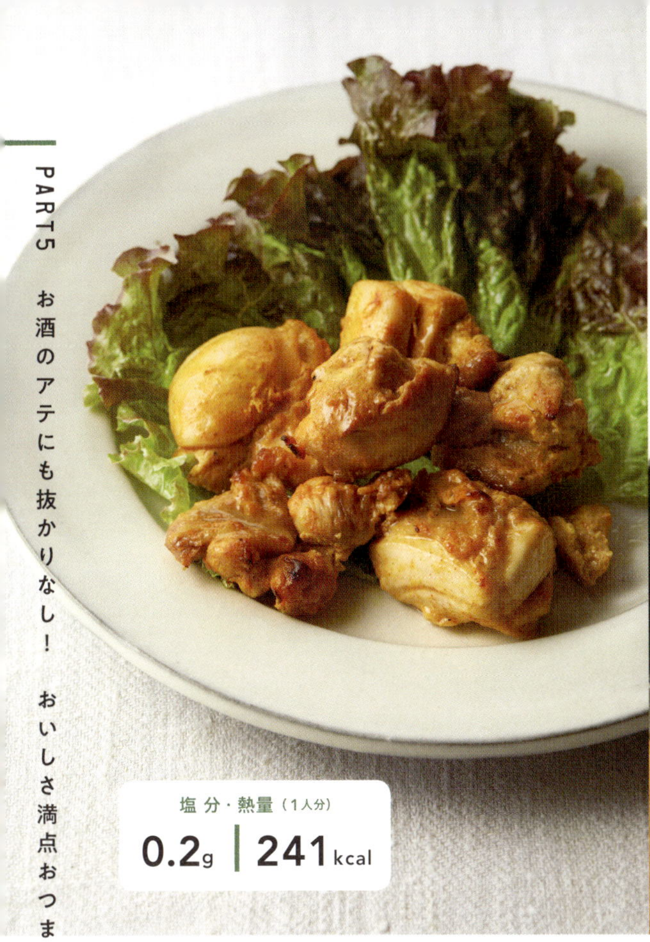
塩分・熱量（1人分）
0.2g | 241kcal

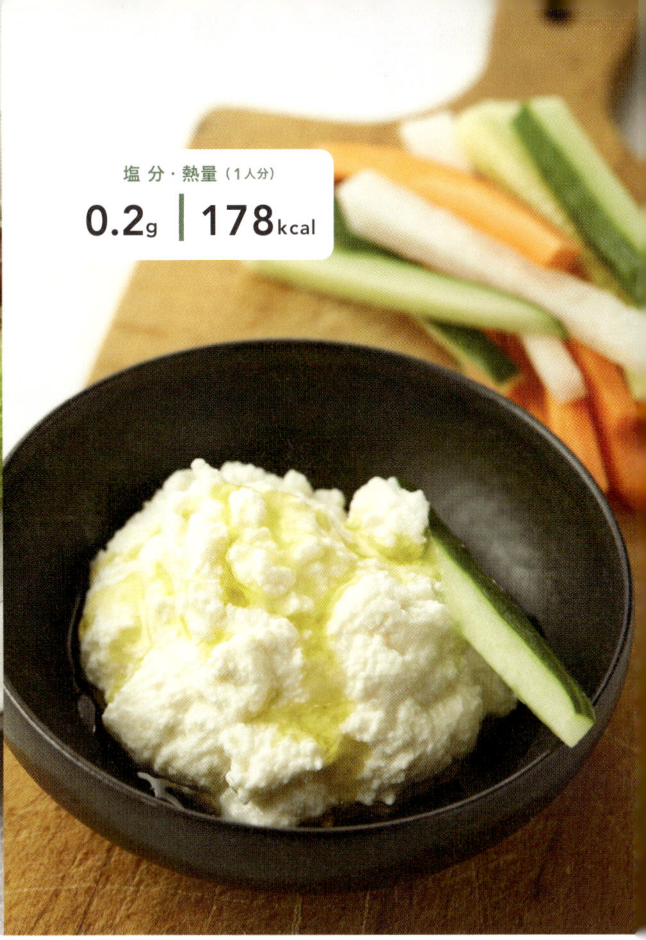
塩分・熱量（1人分）
0.2g | 178kcal

アルギニン　アスパラギン

鶏肉のアルギニンには免疫力を高める効果あり

簡単タンドリーチキン風

【材料・2人分】

鶏もも肉…150g
プレーンヨーグルト…150g
カレー粉、パプリカパウダー…各小さじ1/2
塩…1g
こしょう…少々
サニーレタス…1枚

【作り方】

1 鶏肉は3cm角に切る。ヨーグルトはコーヒー用ペーパーフィルターに入れ、冷蔵庫で3時間ほどおいて水きりヨーグルトを作る。ヨーグルトにサニーレタス以外のすべての材料を混ぜ合わせ、30分以上漬ける。

2 漬けた肉をアルミホイルに並べ、オーブントースターで10分ほど焼く。

3 器にサニーレタスを敷き、❷をのせる。

シトルリン　アスパラギン

塩分をグッと抑えた自家製フレッシュチーズで

手作りリコッタチーズのディップ

【材料・2人分】

牛乳…400mℓ
レモン汁…大さじ2
にんじん…50g
きゅうり…50g
大根…50g
塩麹…小さじ1
オリーブ油…3g

【作り方】

1 水で濡らした鍋に牛乳を入れて加熱し、沸騰直前になったらレモン汁を加えて火を止める。ゴムベラで大きく混ぜながら分離させ、食品用のさらしを敷いたザルにあけて30分おく。

2 野菜はすべて6mm四方の棒状に切る。

3 水分がきれた❶をボウルに取り出し、塩麹を混ぜる。器に盛り、オリーブ油をかける。❷の野菜を添える。

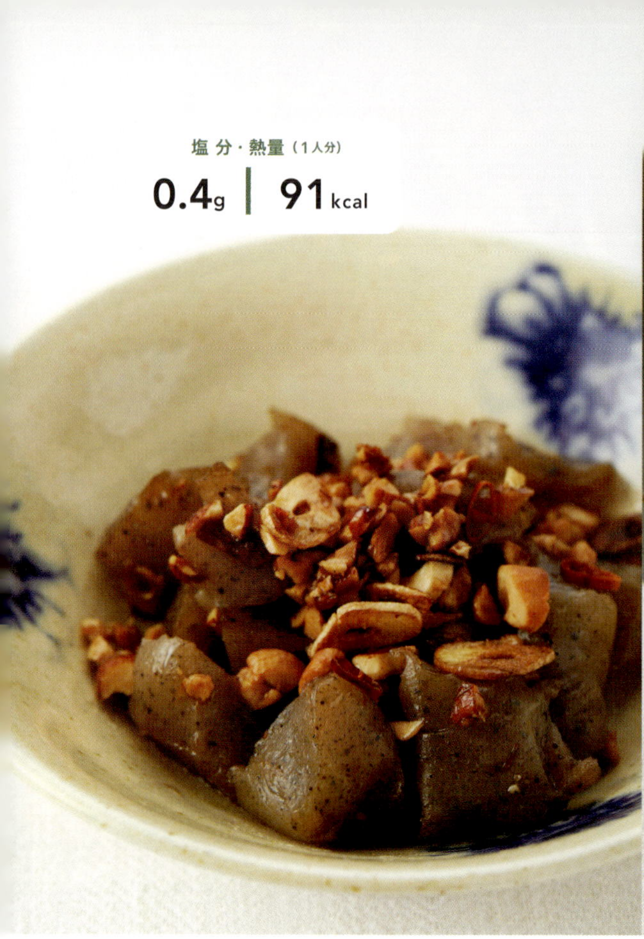
塩分・熱量（1人分）
0.4g | 91kcal

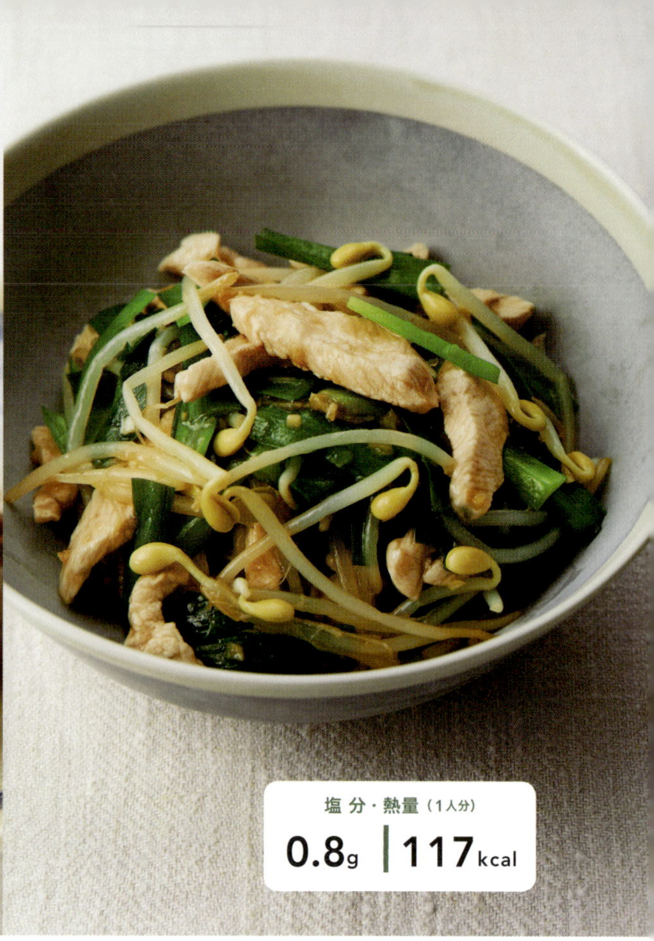
塩分・熱量（1人分）
0.8g | 117kcal

カリウム　マグネシウム

こんにゃくにミネラル豊富なナッツを合わせて

ナッツ入りガーリックこんにゃく炒め

【材料・2人分】

こんにゃく…80g
ミックスナッツ（あらみじん切り）…20g
みそ、しょうゆ…各小さじ1
ピーナツ油…10g
にんにく（薄切り）…5g
唐辛子（輪切り）…1/3本分

【作り方】

1 こんにゃくはひと口大に手でちぎり、1〜2分ゆでて水分をきる。ボウルに入れ、みそ、しょうゆで和える。

2 鍋にピーナツ油を中火で熱し、にんにくとミックスナッツをじっくり色付くまで炒め、唐辛子を加える。

3 ❷に❶を加えて炒め合わせる。

アルギニン　アスパラギン

アスパラギンたっぷりな豆もやしで血圧を正常化

鶏と豆もやしの和え物

【材料・2人分】

鶏ささみ肉…80g
豆もやし…80g
にら（3cm長さ）…20g
片栗粉…大さじ1
Ⓐ 酢…小さじ2
Ⓐ しょうゆ、ごま油…各小さじ1
Ⓐ ねぎ（みじん切り）…5g
Ⓐ しょうが（みじん切り）…3g

【作り方】

1 鍋に湯を沸かし、豆もやしを入れて30秒したらにらを加え、さらに30秒したらザルに上げ、あおいで手早く冷ます。

2 鶏肉は1cm四方の3cm長さに切り、片栗粉をつけて1〜2分ゆでる。

3 ❶、❷の水分をきってボウルに入れ、Ⓐを加えて和える。

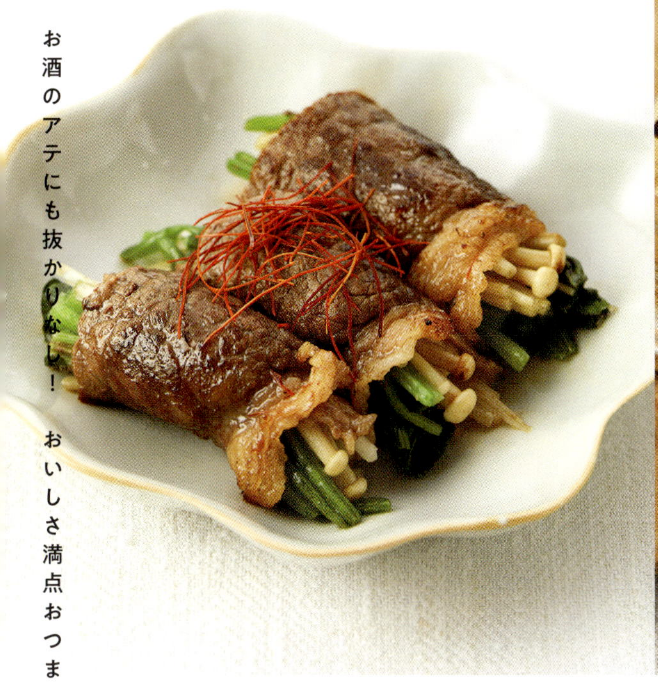

塩分・熱量（1人分）
0.7g | 242kcal

アルギニン　オルニチン　アスパラギン　カリウム

牛肉のアスパラギン・アルギニンで高血圧予防！

ピリ辛野菜肉巻き

【材料・2人分】

ほうれん草…40g
えのきたけ…40g
ねぎ（せん切り）…20g
牛薄切り肉…6枚（120g）
コチュジャン…小さじ1
ごま油…5g
糸唐辛子（飾り用・あれば）…少々

【作り方】

1 ほうれん草は塩ゆで（分量外）して4cm長さに切る。えのきは根元を落とし、半分の長さに切って小房に分ける。

2 まな板に牛肉を広げ、コチュジャンをところどころに塗る。ほうれん草、えのきたけ、ねぎの1/6量ずつを肉の手前におき、手前からしっかり巻く。合計6つ作る。

3 フライパンにごま油を中火で熱し、❷のとじ目を下にして焼き、転がしながら表面をこんがりと焼く。器に盛り、糸唐辛子を飾る。

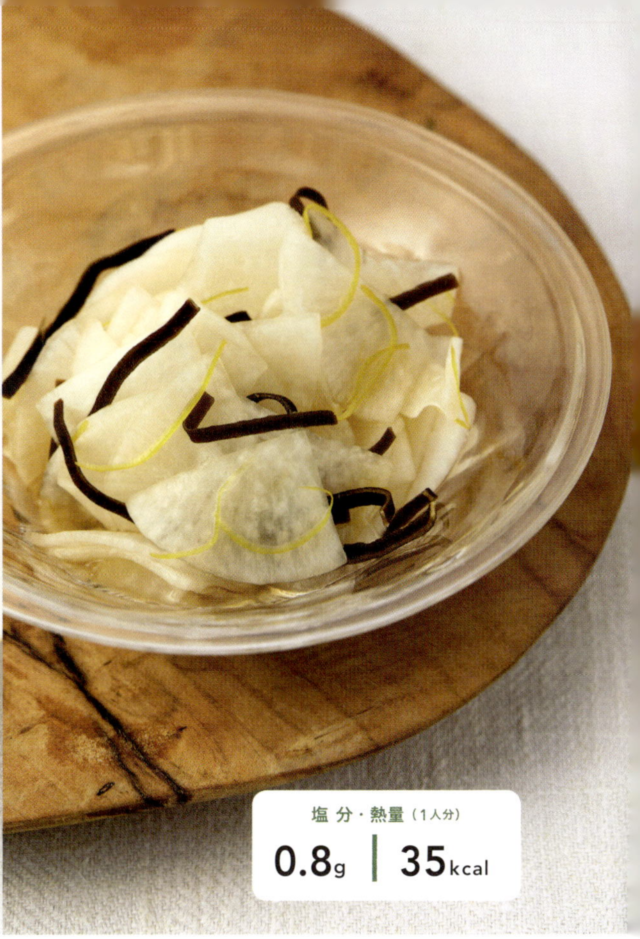

塩分・熱量（1人分）
0.8g | 35kcal

カリウム　マグネシウム

うまみ十分＆ミネラルたっぷりな、昆布の和え物

大根と昆布のゆず和え

【材料・2人分】

大根（皮つき）…100g
昆布（細切り）…3g
ゆずの皮（せん切り）…1g
しょうゆ…小さじ1/3
塩…1g

【作り方】

1 大根は薄いいちょう切りにする。

2 ポリ袋にすべての材料を入れ、手で揉んで10分以上漬ける。

COLUMN

5

お酒の種類と量に注意すれば 高血圧でも晩酌はOK!

血圧が心配だからと、お酒を我慢している方もいらっしゃるかもしれません。しかし、お酒には血管を広げる作用があり、一時的にではありますが、血圧を下げる作用があります。つまり適量であれば、高血圧が気になる方でもお酒を飲んでも問題がないということ。本書で紹介している、塩分を控えめにしたおつまみと一緒に、ぜひ毎日の晩酌を楽しんでください。

ただしお酒を飲む際には、気をつけなくてはいけないポイントがあります。それは、お酒の種類と量。一番のおすすめは、不純物が混じっていない蒸留酒です。蒸留酒の代表的なものは、焼酎、ブランデー、ウイスキーなどですが、アルコール度数が高めのものが多いので、水で薄めてアルコール濃度を下げて飲むのがベストです。これをグラス2杯程度を限度に飲むのが良いでしょう。不純物が混じっているお酒は、それらを処理するために肝臓への負担が増えるので、オススメできません。

蒸留酒以外では、ポリフェノールを豊富に進んだ赤ワインがオススメです。赤ワインといえばフランスですが、彼らは肉を好み、その消費量は世界でもトップクラス。また、ワインも一人あたり年間67リットルと、相当な量を飲みます。ところがフランスは、他の西欧諸国に比べて心臓病による死亡率が低いのです。これはフレンチ・パラドックスと呼ばれており、ワインに含まれるポリフェノールのおかげだという説が有力です。ワインはグラスに2杯程度、飲んでもボトル半分までが、医学的な許容量になります。また、赤ワインも安いものにはさまざまな不純物が含まれているため、上質のものを選ぶことが大切です。

ところでワインは、選び方次第で日々の二日酔い対策ができることをご存知ですか？　その方法とは「同じ生産地・同じブドウの種類」の銘柄を、いつも選ぶよう心がけること。ワインにはブドウ果汁やアルコールのほかに、数多くの化学物質が含まれており、それらを分解するのが肝臓の役割。同じような銘柄を繰り返し飲むことで、そこに含まれる化学物質を分解する酵素が肝臓内で増加するので、二日酔いになりにくくなります。逆にさまざまな種類のワインを飲むと、肝臓がその度に新しい酵素を作り出さねばならず、分解の速度が落ちて二日酔いになりやすくなるのです。

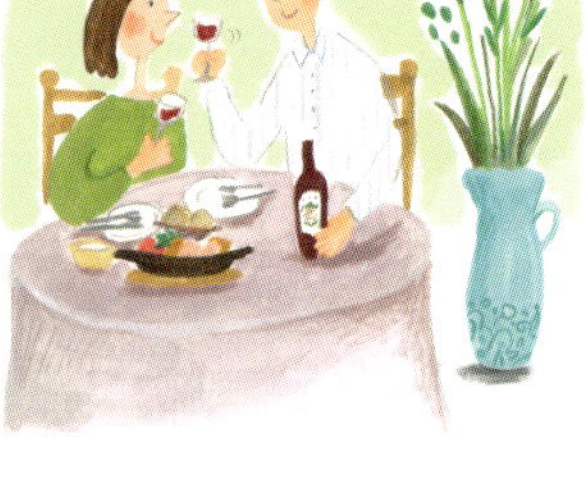

主材料別インデックス

主菜は●、副菜は■、主食は▲、汁物は★、おつまみは◎のマークで表示しています。
マーク下の○で囲まれた数字は、そのメニューで摂れるオススメ栄養素の数を表しています。どの栄養素が摂れるのかは、各レシピページでご確認ください。

魚介

肉

野菜・きのこ・果物

Staff

調理アシスタント	阿部和枝、杉山麻衣子、高橋好美 入口栄次郎、北原真里
熱量・塩分計算	北嶋佳奈
撮影	三輪友紀（スタジオダンク）
スタイリング	木村 遥
イラスト	二木ちかこ
執筆協力	竹川有子、穂積直樹
校閲	岡野修也
デザイン	スタジオダンク
企画・制作	スタジオポルト

監修

氏家 弘（うじいえ・ひろし）

東京労災病院 脳神経外科顧問、ブルースカイ松井病院 脳神経外科部長。

1978年に医師となり、1986年に飯山赤十字病院で脳神経外科部長となる。2000年より東京女子医科大学・脳神経センター脳神経外科で講師に。2004年、同助教授。2009年より東京労災病院脳神経外科部長、2015年同院副院長。趣味は読書と美味なワイン。最近は「少年老い易く、学成り難し」という言葉を痛感。残りの人生をかけて市井に貢献すべく、現在は脳神経外科医の傍ら、物理数学、栄養学、生化学、分子生物学、熱力学などの勉学に励む。

料理

川上 文代（かわかみ・ふみよ）

料理研究家。「デリス・ド・キュイエール川上文代料理教室」主宰。

中学3年生より池田幸恵料理教室で学ぶ。辻調理師専門学校を卒業後、同校職員として大阪校、フランス・リヨン校、エコール辻東京にて12年間勤務。1996年より東京・渋谷に「デリス・ド・キュイエール川上文代料理教室」を開校。フレンチ、イタリアン、パティスリー、基本の家庭料理などさまざまな料理の提案と確かな技術に定評がある。テレビや雑誌等へのレシピ提供、企業での料理開発など幅広く活躍。出身地の千葉県館山クッキング大使でもある。

高血圧を予防する

減塩なのにおいしいレシピ

2018年10月31日　初版第1刷発行

著者　氏家 弘・川上 文代
発行者　滝口直樹
発行所　株式会社マイナビ出版
〒101-0003
東京都千代田区一ツ橋2-6-3　一ツ橋ビル2F
Tel. 0480-38-6872（注文専用ダイヤル）
Tel. 03-3556-2731（販売）
Tel. 03-3556-2735（編集）
E-mail：pc-books@mynavi.jp
URL：http://book.mynavi.jp
印刷・製本　凸版印刷株式会社

ISBN978-4-8399-6732-1　C2077
Printed in Japan